健康零距离系列

国家一级出版社

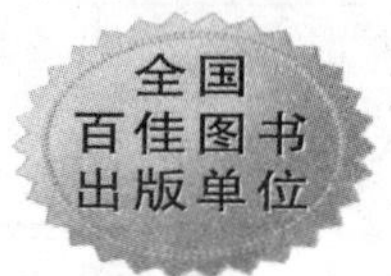

儿童常见病大讲堂

主编 蒋泽先 陈 晓
编委 李德元 黄桂兰 刘艳兵

医学专家为您全面系统讲解儿童常见病的信号、治疗及预防措施，帮助家长们更好地了解儿童常见病，让孩子们更加健康快乐地成长！

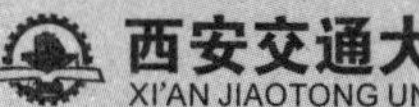

西安交通大学出版社
XI'AN JIAOTONG UNIVERSITY PRESS

图书在版编目(CIP)数据

儿童常见病大讲堂/蒋泽先,陈晓主编. —西安:西安交通大学出版社,2012.2
ISBN 978-7-5605-3929-4

Ⅰ.①儿… Ⅱ.①蒋… ②陈… Ⅲ.①儿童-保健-手册 Ⅳ.①R179-62

中国版本图书馆 CIP 数据核字(2011)第 083188 号

书　　名 儿童常见病大讲堂
主　　编 蒋泽先　陈　晓
责任编辑 秦金霞　赵文娟

出版发行 西安交通大学出版社
(西安市兴庆南路 10 号　邮政编码 710049)
网　　址 http://www.xjtupress.com
电　　话 (029)82668357　82667874(发行中心)
(029)82668315　82669096(总编办)
传　　真 (029)82668280
印　　刷 陕西宝石兰印务有限责任公司

开　　本 787mm×1092mm　1/16　**印张** 9.75　**字数** 188 千字
版次印次 2012 年 2 月第 1 版　2012 年 2 月第 1 次印刷
书　　号 ISBN 978-7-5605-3929-4/R·168
定　　价 19.80 元

读者购书、书店添货、如发现印装质量问题,请与本社发行中心联系、调换。
订购热线:(029)82665248　(029)82665249
投稿热线:(029)82665546
读者信箱:xjtumpress@163.com

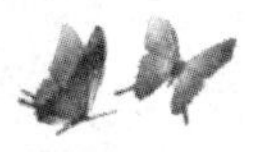

主编寄语

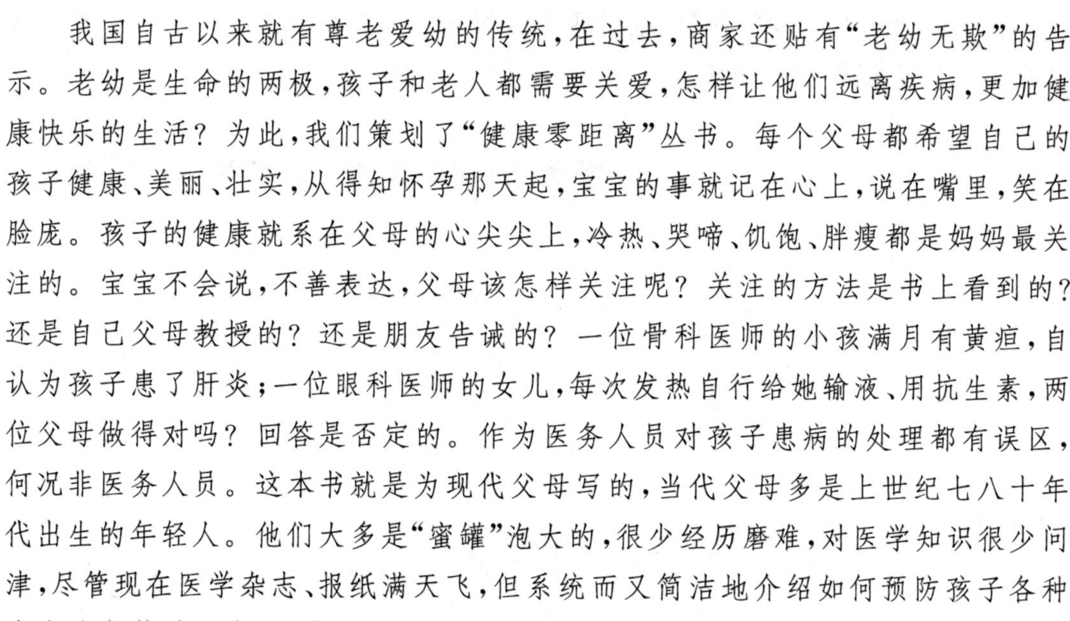

我国自古以来就有尊老爱幼的传统，在过去，商家还贴有“老幼无欺”的告示。老幼是生命的两极，孩子和老人都需要关爱，怎样让他们远离疾病，更加健康快乐的生活？为此，我们策划了“健康零距离”丛书。每个父母都希望自己的孩子健康、美丽、壮实，从得知怀孕那天起，宝宝的事就记在心上，说在嘴里，笑在脸庞。孩子的健康就系在父母的心尖尖上，冷热、哭啼、饥饱、胖瘦都是妈妈最关注的。宝宝不会说，不善表达，父母该怎样关注呢？关注的方法是书上看到的？还是自己父母教授的？还是朋友告诫的？一位骨科医师的小孩满月有黄疸，自认为孩子患了肝炎；一位眼科医师的女儿，每次发热自行给她输液、用抗生素，两位父母做得对吗？回答是否定的。作为医务人员对孩子患病的处理都有误区，何况非医务人员。这本书就是为现代父母写的，当代父母多是上世纪七八十年代出生的年轻人。他们大多是“蜜罐”泡大的，很少经历磨难，对医学知识很少问津，尽管现在医学杂志、报纸满天飞，但系统而又简洁地介绍如何预防孩子各种疾病的书籍并不多，更多的是哺育、喂养和心理教育。

我是爷爷辈的人了，从医40余年，我的两个孩子已长大成人，如今两个孩子也做了父母，带过儿子辈与孙子辈的我，深感许多作为非医务人员的年轻父母，常因少细心、少耐心、少知识而贻误了孩子的治疗，常因听医学广告、听朋友相传的单方而错医、错治。

陈晓是我的学生，从事儿科临床工作、教学、科研20余年，现在是主任医师、教授、硕士生导师，我的孙子、外孙一直接受他的保健。他耐心、细致、知识面广，曾几次请他执笔写书，他先后出版了《儿童常见病》、《儿科查房掌中宝》、《教你看化验检查报告单》等书。

我为什么取这个书名呢？生活中许多疾病我们完全可以拒绝，我出身医学世家，在患病问题上，我可以骄傲的说我从小到大未住过院、未患过病、未打过针。老年患了高血压是因为家族中有高血压病史。可见，通过自己的努力大多数疾病是可以拒之门外的。关于识病、防病的知识这本书中已解说很多了，我只想给为人父母的年轻人说：“空一点时间给孩子，每天看看孩子的精神，摸摸孩子的体温，问问孩子的饮食，查查孩子的大便，定期查查孩子的发育状况，让孩子养成洗手、漱口、晒太阳、爱运动的好习惯，疾病自然就会远离，孩子也就会更加健康快乐的成长。”

孩子的健康是父母的期望，也是每个儿科医务人员的希望，如果这本书受到你的认同是我们最大的欣慰。

蒋泽先于南昌大学一附院“慕容一亚”斋

目录 CONTENTS

开篇

新生儿篇

营养缺乏篇

心肺疾病篇

血液篇

结缔组织篇

肠胃篇

肾病篇

神经内分泌篇

感染篇

五官篇

开篇

儿童相对大人来说是一个弱势群体，尤其在健康方面。在儿童免疫系统尚未完全发育成熟之前，如何增强其抵抗力，让儿童远离疾病是父母们非常关注的一个话题。

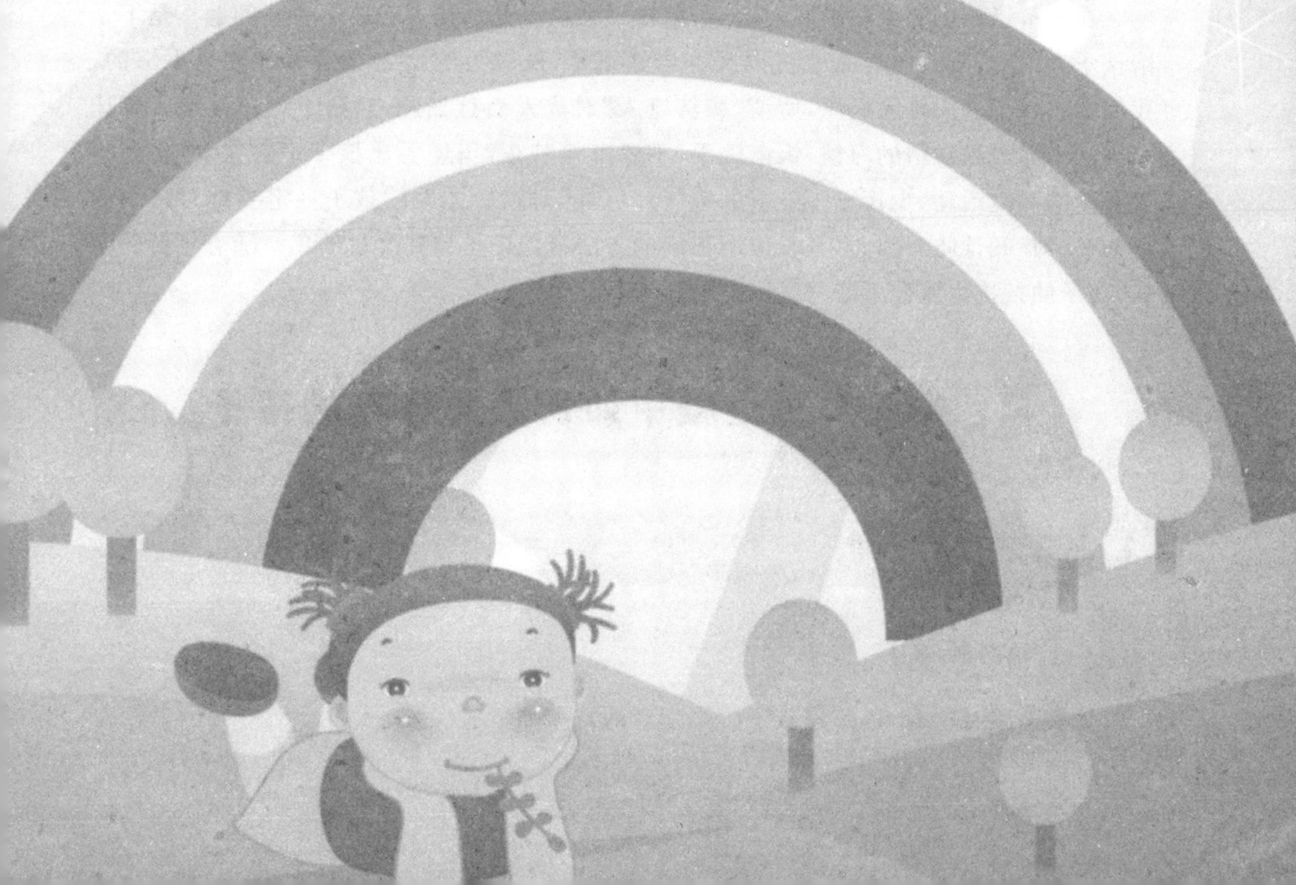

一、引起孩子生病的原因

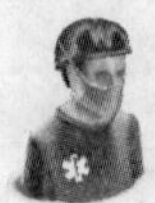

【专家解说】

儿童相对大人来说是一个弱势群体，尤其在健康方面。在儿童免疫系统尚未完全发育成熟之前，如何增强其抵抗力，让儿童远离疾病是父母们非常关注的一个话题。

为什么有的孩子会常常生病？究其原因有三方面：①年龄幼小，这是抵抗力强弱的重要因素。人的免疫系统并非与生俱来就是成熟的，它是随着年龄增长而逐渐完善起来的，一般要在六岁以后才能达到成人的标准。因此，幼小的孩子一旦感染到病菌就极易生病。②体质弱、差，这是一种源于孩子本身的因素，如过敏体质。皮肤过敏是其中比较典型的。因为孩子的皮肤细嫩，控制酸碱能力差，易被细菌感染，真皮和纤维组织较薄，抵抗力极弱，因此较易出现红斑、红疹、水泡甚至脱皮等过敏反应。③不良习惯，在饮食运动和卫生习惯等方面都有可能影响到免疫系统和体质，如常见的儿童厌食、偏食、不爱运动和不注意卫生都会使抵抗力受到影响。

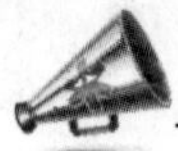

【温馨告知】

在了解了孩子易生病的原因之后，怎样增强孩子的抵抗力就成了首要问题。是不是给孩子大量吃补药、营养品就可以呢？当然不是，抵抗力的增强靠营养补充是不够的。我们要在各个方面排除病原，所谓“病从口入”对成人尚且如此，对孩子更应注意。要让孩子从小养成爱清洁的习惯，饭前洗手，不要乱摸脏东西；还要让孩子正常饮食；多到空气清新的环境活动，少接触污染重的空气。另外，对过敏体质的孩子一定要针对过敏的可能性治疗和预防。因此，家长应用正确的方法帮助孩子顺利度过幼年。随着年龄的增长，孩子的抵抗力就会不断增强。

二、生长发育过程中如何了解自己的孩子

1. 从器官发育上看

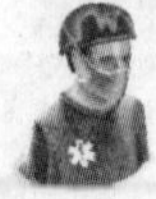

【专家解说】

从器官发育上看，各阶段孩子生产发育的特点如下。

(1)新生儿的各器官、系统发育不成熟,全身免疫功能差,极易患病,精心护理是预防新生儿疾病、保证其健康成长的重要环节。

(2)婴儿期的孩子抗病能力较弱,其来自母亲的免疫抗体逐渐消失,自身免疫力又尚未发育成熟,易患传染病和感染性疾病,需要有计划地接受预防接种,并应重视卫生习惯的培养和注意消毒隔离。

(3)幼儿期的儿童虽然抵抗力逐渐增强,但由于与外界接触机会逐渐增多,应当注意防止各种传染病。随着身体的发育,他们开始爱动、爱乱摸,家长还应当注意孩子的安全。

(4)学龄前及学龄期的儿童由于其各项生理发育速度很快,因此新陈代谢比较旺盛,但由于身体机能发育还不成熟,对外界环境的适应能力以及对疾病的抵抗能力都较弱。

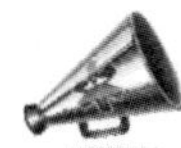

【温馨告知】

其实很多不良习惯都是父母“传下”的或不经意养成的。培养孩子的好习惯要从小开始,如勤洗手洗澡、吃饭不说话等,戒除抱着孩子或追着孩子喂饭、急饮水等不良习惯。

2. 从免疫能力上看

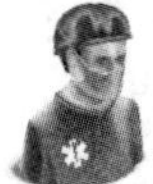

【专家解说】

小儿易生病,主要是因为他们的免疫功能发育不完善,通常称为身体抵抗力差。每个人都有完整的免疫系统,它最基本的功能就像国家公安系统保卫社会安定一样,监视、发现坏人并及时清除,这样才可以维持自身体内环境的稳定。可见,免疫系统有三大功能:免疫的防御、免疫的自我稳定和免疫的监视。

免疫系统在捍卫机体平衡时反应过度也会引起疾病,出现一些不正常的免疫表现,如被蜂蜇或虫咬后皮肤立即红肿、疼痛甚至死亡,又如病儿对冷空气或某种食物、化学物过敏引起哮喘、憋气等。这些都是对外界物质(蜂毒汁、冷空气或某种化学物)入侵体内引起的超常反应。

儿童的免疫功能各年龄段是有差异的,各有特点。①学龄前儿童的免疫功能与成人不一样。特别是新生儿期的免疫系统是处于不成熟阶段,免疫防御能力明显低下,可以说处于“无经验”状态,而且未曾接触过外界抗原,所以也不能建立起免疫记忆。免疫细胞小孩子和成人也不同,学龄前儿童淋巴细胞和粒细胞比例和成人也不一样,淋巴细胞偏高,相对粒细胞比例略低,在新生儿期骨髓中的粒细胞储存库是空虚的。②免疫器官中枢胸腺,新生儿期重量仅 10～15 g,6 岁后可达 30 g。重要的免疫器官脾脏出生时重 10 g,壮年人为 100～300 g,比新生儿大 10～30 倍。③免疫分子 5～6 岁可达到成人水平。有的免疫分子是从母体通过胎盘输入胎儿体内,可造成新生儿不良反应,如母子血型不合，会引起新生儿溶血病或新生儿免疫性血小板减少性紫癜，这些都是新生儿时期特有的免疫性疾病。

平时经常提到免疫球蛋白，它是属于免疫分子的一种。免疫球蛋白（缩写 Ig）有 G、A、M、D、E 五类，是一组活性的蛋白质，存在于人体的血液和体液中。抽血查免疫球蛋白，医生依据化验结果能帮助某种疾病的诊断，是测定免疫功能的常用方法。

IgG 是唯一能够通过胎盘保护胎儿的免疫球蛋白，在人体中含量最高。IgA 是体内抗感染的第一道防线，不论是消化道疾病还是呼吸道疾病，它都是黏膜局部抗感染的重要因素。IgM 在胎儿第 3 个月就开始合成，在新生儿期意义重大。如若在新生儿期测定 IgM 的含量超过 300mg/L，往往提示有胎儿期感染（如孕妇患风疹病毒感染或患巨细胞病毒感染）。流行性出血热、过敏性哮喘、特应性皮炎患者 IgD 升高。IgE 又称为过敏反应素，在人体中含量很少，如患有过敏性疾病时测 IgE 含量升高。

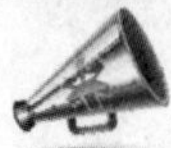

【温馨告知】

孩子瘦弱易患病，其因素很多，如营养不良、体质虚弱、护理不当等，不一定是免疫功能有问题。建议孩子的父母及看护孩子的大人们应从孩子之外找原因，祛除诱发的病因，并做好适合儿童的保健工作。

如果有的孩子总是生病，又找不到原因，建议到正规医院找专业医生，做有关的化验，以进一步帮助明确是否有免疫性缺陷病、免疫功能低下或是免疫功能哪个环节出了问题。常做的化验有体液免疫测定查免疫球蛋白、细胞免疫测定查 T 细胞及 B 细胞亚群、放射性免疫测定、皮肤过敏试验等。做一些初筛试验，这些都是专业性很强的检查工作，特殊有针对性的化验检查有助于明确患儿免疫系统问题所在，以便施以有效的治疗。

3. 从孩子养育环境看

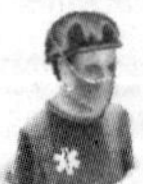

【专家解说】

现代社会环境、物质都比过去丰富许多，但小儿科门诊中的小患者们却总是络绎不绝，令人们不禁纳闷："为什么时代进步了，但孩子的健康反而不比以往了？"孩子健康退步的原因很多，孩子哺育环境是其中一个重要因素。从空气和水源的污染、妈妈生产后亲自哺乳比例的降低到生活习惯及饮食的改变，都直接或间接地让孩子们的成长之路充满危机。

（1）母乳哺育率偏低　以母乳哺育率来说，三四十年以前婴儿大部分是以母乳哺喂为主，但随着经济发展、社会环境变迁及就业妇女增加，哺喂母乳的比率逐年下降。事实上，母乳可提供婴儿出生后 4～6 个月内所需要的全部营养，是婴幼儿最佳天然食品，其富含各种蛋白质、脂肪、碳水化合物、维生素、酶、核酸及多种天然抗体，对于降低宝宝感冒、腹泻、便秘、皮肤病等的罹患率，与减缓气喘、湿疹、过敏性鼻炎等过敏症状发生，都具有很好的效果，尤其是初乳中的天然抗体能让宝宝健康更有保障。

(2)饮食失衡、运动量不足　据调查显示，7～12岁的小孩每天平均花2小时看电视，30分钟使用计算机，40分钟看漫画书；到了假日，看电视的时间更长，几乎很少从事户外活动或者需要体力的活动。另外，受饮食西化影响，小学校园里的小胖子愈来愈多，炸鸡、鸡肉类汉堡这些高热量、高油脂的食物是他们的最爱，最常点的是红茶、可乐等这一类糖分高的饮料。

(3)环境污染　环境恶化早已是不争的事实，对还在成长发育中的孩童而言，影响尤其深远。随着生活环境的日渐恶化，儿童罹患癌症的比率也逐年增加，尤其以5岁以下的儿童受害最大。

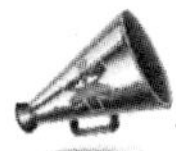

【温馨告知】

现代医学证实，母乳是母亲给予孩子的最理想的天然食物。它不但可以维持食物与营养的平衡，还是增强婴儿免疫力及抵抗疾病的最佳方法，更是促进婴儿大脑和智力健康发育的保证。

4. 从孩子行为不能自控看

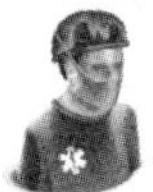

【专家解说】

孩子因为自控能力较差，最容易发生“伤食”，具体表现有以下几种。①进食过快、过多：尤其是节日期间，食品种类丰富多样，油炸的、干炒的、红烧的以及卤的、煮的、烤的……应有尽有。面对色香味俱全的菜肴和零食，孩子往往食量大增，有时难免会狼吞虎咽。由于吃起来没有节制，很容易造成急性胃扩张。未经细嚼的食物在胃内不容易消化，造成胃肠负担过重，出现消化吸收不良。②饮食不洁：对孩子们来说，过年期间，除了吃喝就是玩耍，有的还边吃边玩，再加上大人们也多专心于吃喝玩乐，不太在意小孩子的手是否干净，若小孩子手上带有数量较多的致病菌，再用带病菌的手抓东西吃，当然很容易生病。不少孩子还迷恋街头食品，如半生不熟的烤肉串、染有过量色素的冰糖葫芦等，这些食品多半达不到食品卫生标准或有变质现象存在，吃后很容易引发急性胃炎、胃肠炎、痢疾等。

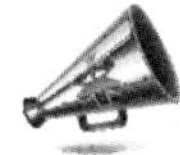

【温馨告知】

在儿科临床上，5岁以下(学龄前)的儿童最常见的疾病是呼吸道疾病，如咳嗽、气管炎、肺炎、腹泻等。对呼吸道疾病的预防，尤其是天气多变时，室内有暖气要调节好温度、

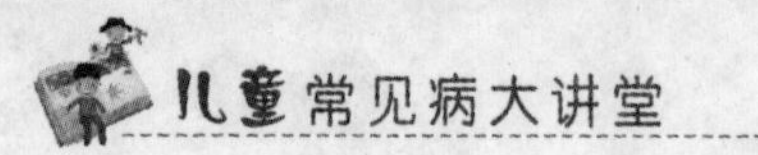

湿度，注意室内空气对流，保持恒温 16℃～20℃；少让孩子去人群杂乱的场所，外出戴口罩，注意保暖；教育孩子在室内进行各种活动，如绘画、堆摆积木、唱儿歌、讲故事、做手工作业、过家家、捉迷藏等。一旦染上咳嗽、气管炎或肺炎，应及早就医，不要拖，不要自己随便买药服用。学龄前的小孩在大人的看护下，他的生长发育和生活的吃喝拉撒睡都与大人的关心、看护有密切关系。大人们如果能把握住水源、器皿清洁，三餐及中间加餐食物的干净合理，不过杂，不过饱，冷热加以控制，定时定量，饮食制作多样化，腹泻的排泄物正确管理，避免二次重复感染，消化道疾病就会大大减少。

1～5 岁的儿童还应每半年到一年健康查体一次，以利于及早发现潜在疾病，及早预防。家长做到位，孩子就会健康活泼。

三、不是每个孩子都会生病

1. 饮食可以防病

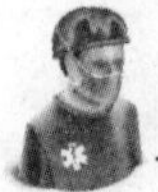

【专家解说】

饮食，是孩子成长过程中非常重要的环节，是所有生命活动的基础。要使孩子吃得好，长得健壮，就要先了解孩子的生理特点。中医认为，孩子属“稚阴稚阳”之体，即孩子体内精血津液还不充实，内脏功能尚不健全或全而未壮。鉴于以上的生理特点，孩子的护养重在调理脾胃。调理脾胃的根本不在于吃什么灵丹妙药，而完全在于日常的饮食。

日常饮食该如何调养呢？古人认为，“若要小儿安，须受三分饥与寒”。在孩子的饮食方面，既要供应充足的营养，满足机体生长发育的需要，又要适度、适量。如摄食过量，则不仅可能导致营养过剩，还有可能伤及脾胃，导致消化、吸收的障碍。对孩子偏食应该给予足够的重视，因为偏食必然使营养供给不全面，致使某些营养过剩、某些营养缺乏，引起营养失衡，从而导致疾病影响孩子的生长发育。

就餐速度和消化、吸收有密切的关系。因此，吃饭要养成细嚼慢咽的好习惯，以使食物在口中停留的时间长一些，食物能被“加工”得碎烂一些，唾液发挥的作用也更充分些。若孩子吃饭时狼吞虎咽，易造成胃肠功能紊乱、消化不良，甚至发展成慢性营养障碍性疾病。

知识链接

一般来说，人在运动时，血液大多集中在肢体、肌肉和除胃以外的其他脏器中，所以在饭前最好不要做剧烈活动，以免胃肠部位因血液缺乏而影响消化。

但在吃完饭后，如果呆坐不动，胃肠也会被迫减缓活动量而造成食物停滞在胃肠形成积滞。饭后适当走一走，可以帮助胃肠消化吸收，所以有“饭后百步走，活到九十九”之说。

情绪会影响饮食消化。当生气、着急、悲哀、害怕或受惊时，有人会发生恶心、想吐、不想吃饭的现象，这就是情绪影响消化功能的表现。而进食前情绪特别好时就会吃得很香也很多，吃完后也会很容易消化。所以在饭前、饭后，父母不要批评甚至打骂孩子，否则会使孩子的脾胃受到损伤。

坚持好一日三餐，定时定量。如此一来，孩子会在特定的时间产生饥饿感，同时胃肠内也会产生大量的消化液，而使吃进的食物很顺利地被消化和吸收。

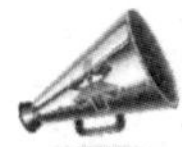

【温馨告知】

孩子饮食调养的责任在父母，父母应该精心观察孩子的食欲、精神状态、睡眠和大小便等状况，发现异常及时调整。孩子在青春发育期以前，他们的行为能力都还处在发展阶段，还没有成熟，在吃、喝的问题上不能任意而为，而应在父母的指导下吃和喝。因此，父母掌握好孩子的饮食尤为重要。

2. 晒太阳可以防病

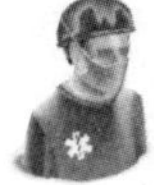

【专家解说】

日光可刺激神经末梢，调节神经系统，促进血液循环，加速新陈代谢，调整心血管及呼吸系统的功能，进而提高机体的抗病能力。因此，晒太阳也可以作为某些慢性病的自然康复法之一，称之为“日光疗法”。

孩子从 2 个月以后，每天应安排一定的时间到户外晒太阳。孩子多晒太阳能增强机体抗病能力，有效预防感冒，还能预防佝偻病，促进孩子生长发育。当我们在晒太阳时也必须选择好晒太阳的时间，上午最好是在 9 点以后的 1～2 小时，午后 4 点左右的 1 小时，每天 1～2 次，小婴儿每天可晒 1～2 小时。

带孩子经常晒太阳是对的，但是要掌握正确的方法。孩子的皮肤很娇嫩，容易受到伤害，晒太阳不是让孩子在太阳下接受阳光的直射，也不是要在太阳下暴晒，而是让孩子在树荫下就可以了。如果找不到树荫，可以给孩子戴上帽子或用遮阳伞。婴儿晒太阳的时间根据季节而定，冬季太阳较温和，适合多在户外晒晒太阳。冬季一般在中午 11 时～12 时左右，春、秋季节一般在 10 时～11 时，夏季一般在 9 时～10 时。晒太阳时间长短应由少到多，可由 10 分钟逐渐增加到 30 分钟，晒后注意补水。特别强调的是，照射的时间要逐渐延长，可由十几分钟逐渐增加至 1 小时，最好晒一会儿到阴凉处休息一会儿。

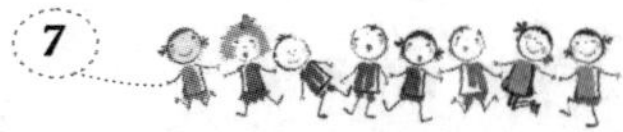

晒太阳时，如果出现头痛、头晕、皮肤潮红或灼痛等反应，应立即到阴凉处休息，并给予清凉饮料或淡盐水，或用温水给小儿擦身。

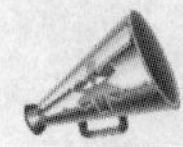

【温馨告知】

晒太阳要晒哪？注意不要让孩子的眼睛直对着太阳，后脑勺、屁股、双手双脚都是可晒的地方，要点如下。

(1)晒太阳时，阳光要与皮肤直接接触。隔着玻璃或穿着衣服晒太阳，紫外线的效果会减少30%以上。

(2)空腹及早餐后1小时内不宜晒太阳。

(3)有佝偻病症状或从未服过鱼肝油、钙片的宝宝，不适宜晒太阳。应在服用维生素D制剂一段时间后，再接受日光照射。

(4)晒太阳有时会引起日光性皮炎。宝宝由于皮肤干燥、花粉刺激等原因，在晒太阳后会出现红斑、丘疹、局部脱皮等症状。食用一些食物如芥菜、马齿苋、马兰头、无花果后晒太阳时，有时也可以引起光敏性药疹或日光性皮炎。

(5)宝宝晒太阳时，可以戴上小眼镜保护眼睛或躺着晒时用小伞遮住头部，保护眼睛。不要长时间曝晒，因曝晒容易灼伤宝宝的皮肤，产生不良后果。

(6)宝宝晒太阳可以从刚开始的5～10分钟起逐渐增加，每次日光浴尽量不要超过30分钟。

日光浴应每天进行，长期坚持，才能起到良好的健身防病效果。

3. 足够睡眠可以防病

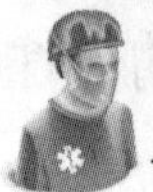

【专家解说】

睡眠是每人每天都需要的。睡眠不仅是一种生理需要，也是一种生命质量，更是一种能力。在人的一生中睡眠时间超过生命的1/3。睡眠是保证婴儿健康的重要条件之一。睡眠的作用概括起来大体上有以下几方面。

(1)消除疲劳，恢复体力　睡眠是消除身体疲劳的主要方式。因在睡眠期间胃肠道及其有关脏器合成并制造着人体的能量物质，以供活动时用。另外，由于体温、心率、血压下降，呼吸及部分内分泌减少，使基础代谢率降低，从而使体力得以恢复。

(2)保护大脑，恢复精力　睡眠不足者，表现为烦躁、激动或精神萎靡、注意力涣散、记忆力减退等，长期缺少睡眠会导致幻觉。而睡眠充足者，精力充沛，思维敏捷，办事效率高。大脑在睡眠状态下耗氧量大大减少，有利于脑细胞能量贮存。因此，睡眠有利于保护大脑，提高脑力。

(3)增强免疫力，康复机体　人体在正常情况下，能对侵入的各种抗原物质产生抗

体，并通过免疫反应将其清除，保护人体健康。睡眠能增强机体产生抗体的能力，从而增强机体的抵抗力；同时，睡眠还可以使各组织器官自我康复加快。现代医学中常把睡眠作为一种治疗手段，用来帮助患者度过最痛苦的时期，以利于疾病的康复。

(4)促进生长发育　睡眠与儿童生长发育密切相关，婴幼儿在出生后相当长的时间内，大脑继续发育，这个过程离不开睡眠。且儿童的生长在睡眠状态下速度增快，因为睡眠期血浆生长激素可以连续数小时维持在较高水平。所以应保证儿童充足的睡眠，以保证其生长发育。

(5)延缓衰老，促进长寿　近年来，许多调查研究资料均表明，健康长寿的老年人均有一个良好而正常的睡眠。人的生命好似一个燃烧的火焰，若有规律燃烧则生命持久，若忽高忽低燃烧则使时间缩短，使人早夭。睡眠时间恰似火焰燃烧最小的程度，因此能延缓衰老，保证生命的长久。

(6)保护人的心理健康　睡眠对于保护人的心理健康与维护人的正常心理活动是很重要的。因为短时间的睡眠不佳，就会出现注意力涣散，而长时间者则可造成不合理的思考等异常情况。

(7)有利于皮肤美容　在睡眠过程中皮肤毛细血管循环增多，其分泌和清除过程加强，加快了皮肤的再生，所以睡眠有益于皮肤美容。

儿童有了足够的睡眠，才能精力充沛，食欲良好，身心健康。

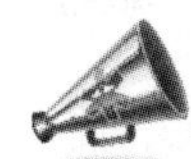

【温馨告知】

要保证孩子足够的睡眠，需做到以下四点。

(1)给孩子良好的睡眠习惯　入睡前不要逗孩子，以免孩子过度兴奋而不易入睡。培养孩子自动入睡的习惯，尽量避免抱在怀中抖动及口含乳头等入睡方法。

(2)给孩子得当的饮食　有些孩子因为白天吃得过多，胃肠胀饱，到入睡前还有较多食物积存，造成晚上睡眠不安，这正是中医所说的“胃不和则卧不安”，所以晚饭要少吃，让孩子胃肠在睡眠时得以充分的休息。也有的孩子因平时吃了不易消化的寒凉食物，造成寒凉内积，到了晚上入睡后出现半夜突然惊哭的现象，对此父母也要特别注意。

(3)给孩子平和的环境　有些婴儿白天看到异物、听到异声或受到其他的精神刺激，也会影响睡眠。所以，正如前文所提到的，孩子的精神调养也是极为重要的。

(4)给孩子薄厚适当的被子　夜晚睡眠时，正是阴气渐盛、阳气始衰的时候，孩子自身阳气不足，特别容易出汗，尤其是给孩子盖的被子过厚时，孩子因为过热盖不住被子，就会踢开被子而露在外面，此时如果父母不能及时给孩子盖好被子，孩子特别容易感受风寒而患病。

4. 运动可以防病

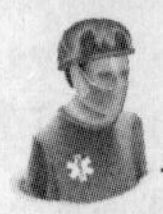

【专家解说】

每天进行运动比每天喝牛奶对健康更重要，运动不足对孩子的健康是十分有害的。每个家庭都希望孩子健康，然而仅仅吃饱睡足，并不足以让孩子健康。2～6 岁的儿童正处于长身体的重要阶段，如果每天坚持定量的运动，对孩子的身心发展会大有裨益的。运动可以促进儿童的体格发育，增强体质，提高机体的适应能力，少得或不得疾病；可以培养孩子正确的坐、立、行姿势，提高身体的灵敏性和协调性；还可以培养孩子机智、顽强、勇敢、遵守规则的品格。

近年来，世界各国脑科学研究的成果也揭示了运动与儿童早期脑开发的关系。研究人员通过实验有力地证明，体育锻炼作为一种运动形式，对儿童的学习有明显的促进作用。

运动为什么能促进学习呢？首先，运动能够改善大脑的血液循环，大脑在工作时所需的血液是肌肉活动所需的 15～20 倍，这些都需要运动来保证。其次，速度知觉、距离知觉、深度知觉等是人在运动时所必需的几种基本知觉能力，而这几种知觉都与人的大脑右半球密切相关。因此，运动可以有效地开发大脑的右半球。第三，运动可以提高儿童的智能发育，如感知力、注意力和思维能力的发展等。

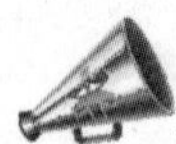

【温馨告知】

为了孩子的健康，家长除了保证孩子有足够的营养和睡眠之外，还必须重视孩子在家庭中的运动状况，选择适宜孩子生长发育的运动项目，并鼓励孩子多多参与。

5. 好的起居环境可以防病

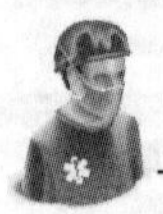

【专家解说】

有些人认为，生活起居是个人的私事，愿意怎么样就怎么样。他们作息不定时，起居无规律，对待孩子的起居问题也不注意。实际上，生活起居是实现人的基本需要，是天天重复的事情。天天重复，最容易养成习惯。对婴幼儿来说，更是如此。等到父母发现孩子有了不良习惯时，再去责备孩子，不但为时已晚，改起来也困难，而且也委屈了孩子，其实坏习惯是在家里一天天养成的。

吃喝拉撒睡、穿脱、盥洗等关系到孩子最初生活自理能力的培养，也影响到孩子的生活态度、情绪、健康、独立性、自信心，以至可能是未来性格特征形成的基础。因此，必须重视孩子的生活起居活动，而且要把它看作是教育过程，不是事务工作。

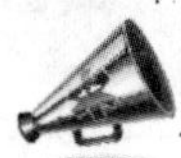

【温馨告知】

吃饭、睡觉是重要的起居活动，排便在婴幼儿来说，也是同样的重要。婴幼儿期是学习大小便自理和养成良好排便习惯的年龄。培养孩子良好的大便习惯，首先要解除紧张心理，避免恐惧心理，创设安全温馨的如厕环境，提供符合幼儿生理条件的洁具。让孩子掌握方法，根据年龄大小及时让他学会如何用纸，如何擦屁股，如何系裤子等，不要包办代替。

不要强迫孩子坐盆。一次坐盆不舒服，以后就拒绝坐盆。坐盆时间过长，不但孩子厌烦，而且容易脱肛；让孩子坐在便盆上玩耍、吃东西，更是会造成恶性循环。培养孩子定时大便的习惯，有利于减少坐盆时间。

排便是否顺利，与身体情况有关。只吃高蛋白食品，不吃或很少吃蔬菜，那么大量高蛋白食品在胃肠中难以消化吸收，产生酸性物质和气体，大便排不出，在肠道中停留时间过长，会产生过多的有毒物质，影响身体健康。

排便还与生活起居的其他因素有关。要从进食、喝水、运动等方面考虑，以利于大便通畅，在衣着方面也要尽量考虑到孩子排便的方便。

四、如何帮助孩子远离疾病

1. 饭前要洗手，病菌不入口

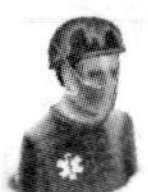

【专家解说】

饭前洗手，是一个重要的卫生习惯。俗话说："饭前要洗手，病菌不入口"。孩子除睡眠时间外，两只小手一刻也不想闲着，尤其是较大的孩子看见什么都想摸一摸，拿一拿。有的孩子还喜欢在地上玩土，手上就会沾染很多病菌、病毒和寄生虫卵。如果吃食物前不洗手，手上的病菌就容易随同食物一起被吃入腹内。若孩子平时身体抵抗力强，病菌也闹不起来。而当孩子着凉或玩得过度疲劳时，身体的抵抗力降低了，体内潜伏着的病菌或新吃入的病菌就会活跃起来，使孩子发病。所以，父母要从小培养孩子饭前洗手的良好习惯。做到饭前(或吃食物前)先给孩子洗手，是预防肠胃疾病发生的最好方法。

2. 勤晒勤换衣被，讲究个人卫生

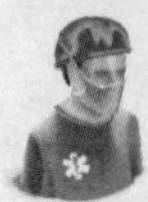

【专家解说】

勤晒、勤换衣服和被褥，讲究个人卫生有利于健康。

(1)婴儿穿的衣服应质地轻软，尺寸宽松。衣服不宜穿得过多，衣着应按气温升降增减。

(2)要注意尿布的清洁，及时更换。每次换尿布时，都要对臀部和腹股沟处进行清洗，保持干燥，防止尿布皮炎发生。对菌痢、肠炎患儿的尿布应另外消毒处理。

(3)婴儿要有充足的睡眠时间，每日需要14～18小时，白天要有2～3次小睡。为保证睡眠，日间喂奶必须准时，夜间尽量不喂奶。婴儿夜啼常因发热、饥饿、腹痛、虫咬及佝偻病引起，可针对原因进行治疗和护理。

(4)婴儿要经常沐浴和更换衣服，保持皮肤清洁，浴后在皮肤皱褶处扑爽身粉或六一散，保持干燥。对有皮肤湿疹的小儿，可用香樟木或葎草煎水沐浴，以清热祛风，减轻湿疹。

(5)婴儿头面部出现湿疹(奶癣)，不宜用含碱较多的肥皂擦洗。头发间痂垢可涂些植物油，经6～8小时软化后，用温水洗去。面部奶癣可用青黛散油膏外涂，或涂蛋黄油。

(6)婴儿用的毛巾，要单独分开，每日煮沸消毒1次。眼部一般不需冲洗，用消毒过的毛巾轻轻揩拭即可。口腔黏膜薄嫩，常喂开水，即能达到清洁口腔的目的。

3. 吃预防药，打预防针

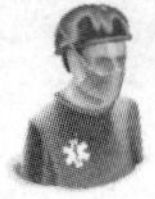

【专家解说】

预防接种是制止某些传染病发生的重要手段，小儿不同于成人，他们的身体还处于生长发育的阶段，机体的抵抗力较差，和外界的接触很少，对于各种病毒、细菌缺乏抵抗的抗体，因此特别容易感染疾病。同时，宝宝容易感染的传染病也比较多，常见的有腮腺炎、水痘、麻疹、小儿麻痹、百日咳等。这些传染病影响宝宝的健康，有的还会危及生命或造成后遗症终身残疾，所以要求每个宝宝都要接种疫苗。

到底宝宝应接种哪些疫苗呢？根据中国疾病预防控制中心免疫规划中心规定，国家纳入计划免疫、有统一免疫规程的第一类疫苗有5种，即卡介苗、脊髓灰质炎疫苗、百白破三联疫苗、麻疹疫苗、乙肝疫苗。这5种疫苗儿童必须普遍接种，购置疫苗的经费由政府负担，个人只需交少量接种服务费。部分省市根据实际情况还扩大了此类疫苗的种类。第二类疫苗由公民自费且自愿受种的疫苗，包括风疹疫苗、麻腮风三联疫苗、水痘疫苗、流感疫苗等。由地方卫生防疫机构根据疾病发生和流行的特点、规律，确定针对某一

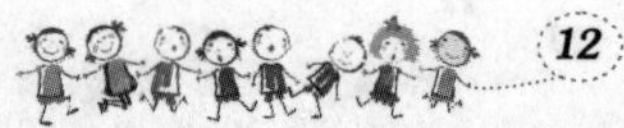

重点保护人群接种或是向公众推荐。第二类疫苗预防的疾病虽然没有第一类那样严重，但也有治愈难、有后遗症等特点，且价格比较贵，部分疫苗由国外进口，所以由家长自主决定。有的家长带宝宝去防疫站打预防针，医生常问要进口的疫苗还是国产的，国产、进口疫苗价格悬殊，家长该如何取舍呢？专家认为，不管是进口的还是国产的疫苗，都是经过国家检验合格的，都安全有效。价格上的差异在于进口疫苗和国产疫苗毒株及其培养工艺不同，以及由此引起的产生抗体数量的多少、防疫时间的长短、副反应的大小等方面的区别，人们可以根据自己的经济承受能力选择使用。

为保证预防接种安全，家长必须知晓有关预防接种的一些常规知识，患有皮炎、牛皮癣、化脓性皮肤病、严重湿疹的小儿不宜接种，须待皮肤病痊愈后方可进行接种；体温超过 37.5℃，有腋下或淋巴结肿大的小儿不宜进行预防接种，应查明病因治愈后再接种，因为发热可能是流感、麻疹等急性传染病的早期症状，此时接种可能会加重病情，并可影响免疫力的产生；患有严重心、肝、肾疾病和活动型结核病的小儿不宜接种，因为此时小儿体质较差，患病器官不堪重负；神经系统包括脑发育不全、脑炎后遗症、癫痫的小儿不宜接种，接种可能引起严重的神经系统疾病发生；严重营养不良、严重佝偻病、先天性免疫缺陷的小儿不宜接种；有哮喘、荨麻疹等过敏体质的小儿不宜接种；如果小儿每天大便次数超过 4 次，须待恢复后 2 周，才可服用脊髓灰质炎疫苗，因为腹泻会使疫苗很快排泄，失去作用，腹泻如果是病毒感染所致，还会干扰疫苗发挥作用；母乳喂养的宝宝在口服小儿麻痹糖丸前后 2 小时不宜哺喂母乳，因为母乳中的抗体会使疫苗失效，影响接种效果；最近注射过多价免疫球蛋白的小儿，6 周内不应接种麻疹疫苗；感冒、轻度低热等一般性疾病视情况可暂缓接种；空腹饥饿时不宜预防接种。

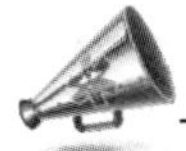

【温馨告知】

接种疫苗后，大部分宝宝都不会有什么反应，但有一部分宝宝局部会出现轻微的红肿、疼痛。比如在接种卡介苗的部位出现红肿、脓疱，继而结痂的现象，这是正常的接种反应。还有的宝宝在接种疫苗后会出现轻微发热、头痛、周身不适等症状，过两天就消失了，对此父母不必过于担心，这时应该让孩子好好休息，多喝水，随时注意局部及全身状况，有情况及时到医院就诊。对疫苗过敏者禁止打预防针。

4. 喝水最重要

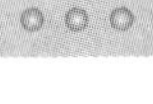

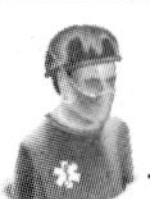

【专家解说】

水是人体不可缺少的物质，它的重要性仅次于空气。水能构成全身组织，调节体温，促进机体各系统新陈代谢化学反应，充当各种物质吸收、运输及排泄的携带体，协助维持体内一切体液的正常渗透压。每天喝一定量的水，可以保护肾脏，排除体内毒素。

水的需要量取决于机体新陈代谢的需要。孩子新陈代谢旺盛，热量需要较多，但肾脏处于“常虚”的阶段，其浓缩功能较差，因此所需水分相对地较多。此外，活动量、外界气温和食物性质也影响孩子对水的需要量，活动量大的孩子散热多，需水量较大；吃蛋白质和矿物质多的孩子，排泄这些物质所产生废物的需水也较多，水的需要量也较大。所以，孩子体内的水分相对比成人多，约占体重的70%～75%。

给孩子的水量一般是按体重来计算。孩子水分的供给要充分，应随时喝适量的水，而不要口渴了才喝水，那样是错误的做法。因为孩子口渴经常是已经开始脱水的表现，不及时补充水会导致严重脱水，需及时抢救。但如果给予孩子的水超过了正常需要量，也没有好处，大大增加了尿量的排泄，也增加了心、肾的负担，产生不良的作用。

喝水是有讲究的。

(1)别等口渴了才喝水　做父母的在夏天要随时给孩子喝水，随时补充水分。

(2)极度干渴时别喝过多的水　前人主张“不欲极渴而饮，饮不过多”，这是防止渴不择饮的科学方法。如果孩子渴得厉害时，要让孩子缓缓饮水，若拿起水瓶喝个没完，会造成胃难以适应，引发不良后果。

(3)睡前不宜多饮水　孩子在睡前喝较多的水，会影响夜间休息，还有不少孩子会因此而遗尿。

(4)餐前和用餐时不宜喝水　不少脾胃阴虚或有疳积的孩子，特别爱在饭前和吃饭时要水喝。进餐前和进餐时喝水会冲淡消化液，不利于食物的消化吸收，长期如此对身体不利。

(5)早晨起床时喝水有助健康　让孩子早晨起床时先喝一些水，可以补充一夜所消耗的水分，降低血液黏稠度，促进血液循环，维持体液的正常水平。

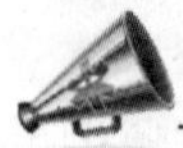

【温馨告知】

绝不能把饮料当水喝。在现代，孩子喝的并不都是单纯的水，还有饮料。饮料的种类多得数不清，它们对孩子的健康有什么影响呢？当今受孩子欢迎的流行饮料综合起来有以下几种。

(1)碳酸饮料　是在经过纯化的饮用水中压入二氧化碳，并添加甜味剂和香料的饮料。这种饮料除了可助消化，促进热气排出，补充一定的水分，产生清凉感外，不含任何营养素，被营养学家列入“垃圾食品”的范围，对孩子健康不利。

(2)果汁、蔬菜汁饮料　这是营养丰富、容易消化的理想饮料，含有丰富的有机盐，可刺激胃肠分泌，助消化，还有助于钙、磷的吸收，但含糖量偏高。

(3)奶类　牛奶是蛋白质、钙、维生素D、维生素A、维生素B_2、维生素B_6等的良好来源。豆奶蛋白质含量可达2.5%，花生奶、核桃奶一类的营养价值与豆奶相似，杏仁露及各种果奶、牛奶饮料、乳酸饮料等的营养素含量不到牛奶的1/3。牛奶的营养价值远远大于含乳饮料，所以含乳饮料不能代替牛奶。

(4)天然矿泉水　天然矿泉水含有对人体有益的微量元素，如铁、铜、锌、碘、锰等。

(5)纯净水和蒸馏水也十分流行，补充水分的同时又不会摄入过多的能量和糖分，但也不宜长期饮用，因为它缺少对孩子健康有益的许多微量元素和矿物质。

喝饮料只能适可而止，而每天补充足够的水分是绝对必要的。不能让孩子任意喝饮料，更不能以饮料代替水来喝。

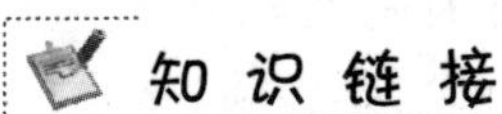

酸饮料：饮料中的香精、香料、枸橼酸与体内钙离子结合，会影响孩子骨骼、牙齿的发育。还有很多饮料中添加的碳酸、乳酸、柠檬素等酸性物质较多，加上摄入的肉、鱼、禽等动物性食物的比重也越来越大，两者结合，会使血液长期处于酸性状态，不利于血液循环，使人容易疲劳，且免疫力下降。

热饮料：常喝非常热的饮料，会对食道产生慢性热损伤的致癌结果。像喝滚烫的加奶咖啡和茶，就有可能提高患食道癌的概率，这一点中青年人尤其需要注意。

五、认识儿童疾病的特点及预防方法

1. 孩子为什么易发热

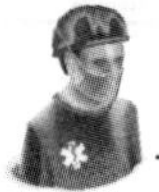

【专家解说】

孩子易发热是因为其大脑内的体温调节中枢较不成熟，对体温的控制力较弱；加之其本身对病毒及细菌的抵抗力较差，防御阵线薄弱，因此，很容易在事先一点征兆都没有的情况下，病毒素就直接侵犯到体温中枢而高烧起来了。

判断孩子是否在发热，测量体温是可靠而科学的方法。测量体温一般常用三个部位，即口腔、腋窝及肛门。正常体温在口腔处为 36.2℃～37.3℃，腋窝处为 35.9℃～37.2℃，肛门处为 36.5℃～37.5℃。凡超过正常范围上限 0.5℃时，均可称为发热。体温不超过 38℃称为低热，超过 39℃者为高热。发热要经过三个阶段：①上升期。该期体温迅速上升或缓慢上升，有时伴有寒战。②高峰期。指达到高热后维持一定时期，该期有面红肤热等表现。③退热期。该期体温急剧下降或逐渐下降。

发热常常是体内病灶病理过程中表现出来的主要症状，可根据热型特点去探察病灶及病理过程的性质。

发热是人体在疾病过程中和适应内外环境温度异常时的保护性反应，有利于调节人体免疫防御系统以消除病原体。但如果高热持续过久，使体内调节功能失常，可造成许多不良反应，如氧耗量增加、大脑皮层兴奋过度、惊厥等，进而导致人体免疫功能下降。另外，发热也会使消化道分泌及酶活力降低，胃肠运动减慢。

孩子发热可见于多种疾病，如感冒、扁桃体炎、肺炎、麻疹、脑炎、肠伤寒、结核病、风湿病及结缔组织病等。发热可使孩子全身不适、烦躁，如果发热时间太久，会使氧耗量增加而影响孩子健康。因此遇到孩子发热，一般都需要采取适当的退烧措施，尤其是高热，它会引起抽风甚至威胁孩子的生命安全。

对于发热的处理，首先应查明发热的原因，做出明确的诊断。针对原发病进行治疗，从根本上控制发热。但在诊断发热的前后，父母对发热的孩子可做如下的处理。

(1)孩子发热时新陈代谢加快，消耗多，进食少，身体虚弱，此时应使其卧床休息，保持室内安静，避免各种刺激，衣被要适当减少。

(2)室内温度要适当，室温过高不利于人体散热，且会使孩子烦躁；过低则易使孩子受寒。一般室内温度以 20℃左右为宜，并且防止空气对流直吹孩子。

(3)高热时，唾液分泌减少，口腔黏膜干燥，口腔自我清除能力大大减退，使得食物残渣滞留于口腔，利于细菌繁殖而引起口腔炎、齿龈炎等口腔疾病。所以，对发热孩子还应做好口腔护理，可用消毒棉蘸 3%硼酸水轻轻擦洗口腔或用淡盐水含漱，早晚各一次。

(4)发热时人体营养和体液消耗较大，必须注意适当补充。要多喝水，饮食给流质(牛奶、豆浆、蛋花汤)或半流质(如面汤、粥、蛋羹)食物为主，以清淡为宜。适当吃些新鲜水果，水果以梨、西瓜、荸荠、藕等为好。避免吃油腻、辛辣及生冷食物。如孩子食欲减退，不能保证营养和水份的摄入，要及时到医院输液。

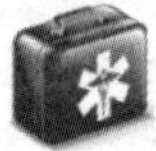

【治疗顾问】

如体温超过 38.5℃，应及时采取降温措施。家庭可采用物理降温，也可以在医生指导下进行药物降温。

物理降温

(1)温水浴　温水擦澡，主要在颈、胸、背及四肢等处多擦洗。

(2)冷敷　用冰袋或冷湿毛巾置于额部或枕部大血管部位。

(3)酒精擦浴　用 30%～50%浓度的酒精(或二锅头加一倍水)，以纱布或小毛巾蘸酒精擦浴，力量要均匀。擦四肢及背部各 3～5 分钟，全部擦浴时间要 20 分钟左右。擦至腋窝、肘窝、腹股沟等血管丰富处，停留时间要稍长。禁擦前胸、后颈和腹部，这些部位对冷刺激敏感。擦浴时如发生寒战，神色、呼吸、脉搏异常，应立即停止擦浴。

(4)冷盐水灌肠　婴儿用 100～300 mL的盐水，儿童用 100～500 mL的盐水(水温约

20℃)灌肠,既可降温又可取大便送化验以确定诊断。(无经验者易伤害孩子的肠道,所以应在医生的指导下进行)

药物降温

家庭应用以上办法无效后,应及时将发热孩子抱送医院。父母不宜自行使用退烧药,应由医生检查诊断以利于进一步治疗。

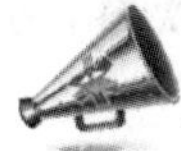

【温馨告知】

流感期间高热不退怎么办?每当冬春季节或气候骤变时,常有流感发生。流感是由流感病毒引起的,发病突然,传播迅速,容易流行。主要表现为突发高热、头痛、疲乏和呼吸道症状,以孩子发病为多。对于流感,西医无有效的治疗药物,所以,不必抱孩子反复去医院。而应该着重加强护理,如适当休息,合理饮用清淡饮料,适当、适时地应用退热药等。若无其他并发症,一般 3~5 天体温就会逐渐减退。如果一天数次去医院,反倒容易使孩子并发细菌感染而加重孩子病情。

2. 孩子咳嗽要关注

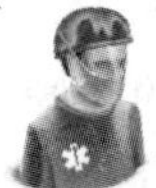

【专家解说】

孩子的咳嗽可分为急性和慢性两大类,急性咳嗽主要和呼吸道感染有关,而过敏性鼻炎及鼻窦炎常是引发慢性咳嗽的原因之一。当孩子有咳嗽症状时,了解发生的原因,对症治疗,平时避免带宝宝出入公共场所,可减少感染机会。

急性呼吸道感染常常是家长们带宝宝前来求诊的主要原因之一,而咳嗽又是家长们常常提到以及强调的主要表现形式。咳嗽不仅影响宝宝的日常生活作息,降低了休息和睡眠的质量,严重的咳嗽还可能造成宝宝呕吐,进而无法进食,甚至也有可能因连续性的咳嗽而造成呼吸困难,甚至出现发绀的现象。以下对于引发咳嗽的原因及可能造成的并发症及后遗症,做一些说明、预防和处理,使疾病所造成的伤害降到最低,让父母对宝宝的照顾能够更得心应手。

(1)急性咳嗽和慢性咳嗽的区分　一般将宝宝的咳嗽分为急性咳嗽和慢性咳嗽两大类。

急性咳嗽主要和呼吸道的感染有关。一些病毒或细菌会引发上呼吸道感染,出现感冒、鼻窦炎、支气管炎,甚至肺炎。通常在感染症状消除之后,咳嗽的情形也会跟着消失。例如,呼吸道合胞病毒最常造成 1 岁以下宝宝急性呼吸道感染,尤其容易引发急性细支气管炎,症状除了咳嗽、流鼻涕、呼吸变浅快之外,有时还会出现“咻咻”的喘鸣声,严重时还有可能出现呼吸窘迫,甚至发绀的情形。

至于慢性咳嗽,引发的原因要比急性咳嗽复杂得多。过敏性鼻炎和鼻窦炎是引发慢性咳嗽的原因之一，其他如一些慢性感染性肺炎、反复吸入性肺炎（起因于宝宝喝奶时因溢奶或呛奶，使得溢出的奶流入气管，而造成肺部的发炎反应）、异物吸入（常发生在6个月到4岁之间的小孩，这个时期的小孩爱玩，常在笑闹中吃东西或因不知危险性而将玩具或食物含在口中玩耍，一不注意就容易让玩具或食物掉入呼吸道中）等。

(2)过敏性咳嗽的改善方法　过敏性咳嗽的特点是在夜间睡眠或清晨时咳嗽加剧，有些甚至会出现哮鸣声或喘的现象，常常有特定的引发因子，如冷空气、冰冷的饮料，另外有些和环境的刺激有关，医学上称之为过敏原。

常见的过敏原有尘螨、粉尘、猫狗毛、真菌孢子或蟑螂的分泌物，这些通称为家尘。降低家尘的含量，可以减少过敏性咳嗽的发生概率。卧室中的床垫是尘螨数量最多的地方，常把枕头、床垫、棉被拿到阳光下曝晒及经常清洗，将枕头、床垫、棉被套上防螨被套，避免给宝宝绒毛玩偶，家中要避免养猫、狗等，都有助于维持空气品质，减少尘螨的数量。

如果宝宝已经出现过敏性咳嗽甚至气喘的现象，可以先让宝宝坐直，再给予1～3次的支气管扩张喷雾剂喷雾，看气喘的情况是否改善，如果仍未改善则需送医院治疗。

在平日的预防工作上，应尽量避免可能的过敏原，如尘螨、猫狗毛、气温的变化过大、冷空气的刺激、冰冷的饮料和激烈的运动等。平时有效的预防，可避免呼吸道的一再刺激。

了解引起咳嗽的可能原因，减少宝宝感染的机会，就可以大大降低宝宝咳嗽的概率。当宝宝有咳嗽症状时，更应避免出入公共场所，减少与呼吸道感染的病人接触，或戴上口罩以隔离飞沫传染。

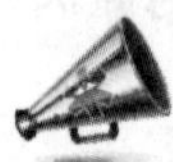

【温馨告知】

经常清扫居家环境，尽量不要铺地毯或放置绒毛玩具及养殖猫狗，定期清洗卧室床罩、床单，常更换冷气机和空气清净机的滤网，都能有效改善室内空气质量，进一步确保宝宝呼吸道的健康。

3. 腹泻影响小儿发育

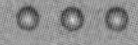

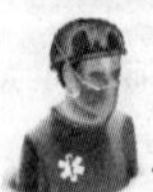

【专家解说】

小儿腹泻是儿童时期最常见、最多发的一种疾病，尤以秋冬季节多发，其发病率远高于成人，是仅次于呼吸道疾病的第二大疾病。由于小儿体质娇嫩，正处于生长发育的较快时期，脏腑发育尚不完全，因此，腹泻对小儿的发育和健康有着很大的影响，不仅妨碍食物营养的吸收，而且可导致脱水、酸中毒及其他并发症，甚至危及小儿的生命。

婴幼儿腹泻过去习惯称为婴幼儿“消化不良”，伴有脱水、酸中毒称为“中毒性消化不良”，实际上就是各种原因引起的急性肠炎。腹泻影响婴幼儿对食物的消化和营养物质的吸收，同时还消耗体内储存的营养物质。在腹泻过程中，本应消化吸收的营养物质不能被完全消化和吸收，肠道犹如“过道”，所吃食物“一泻而出”，反而还要将体内的营养物质(尤其是蛋白质)经过肠道从粪便中丢失掉(上述情况在细菌性痢疾和轮状病毒性腹泻时表现得特别明显)。这种消耗自身营养物质的损失比不能吸收食物中的营养物质更为严重，以致造成小儿营养不良，影响到了小儿的生长发育，再加上腹泻引起小儿消化能力的下降，食欲减退，进食减少，以至体重减轻、生长发育缓慢。腹泻时由于小肠黏膜充血水肿、肠腔内渗透压力改变而使血液中部分水分向肠腔转移，最后由大肠排出，这样就会使身体丢失大量水分。如果水分丢失不超过体重5%，机体还能代偿，超过5%便难以代偿，而发生一系列机体功能紊乱现象，这就是人们常说的“脱水”，脱水的过程中还会丧失大量的电解质(无机盐，如钠、钾、铁、镁等)，这样就容易产生电解质紊乱及酸中毒。这种脱水和酸中毒是造成腹泻死亡的主要原因。

由于小儿生长发育快，新陈代谢旺盛，需要的营养物也较多，但小儿的消化器官发育尚未完全成熟，胃肠耐容量低，胃酸分泌不足，胃酸、胰酶较少，消化能力有限，抗病能力弱。因此，在小儿各年龄阶段，任何原因均可导致消化功能紊乱而发生腹泻，常见的原因有三点。

(1)喂养不当　这是婴幼儿时期最常见的原因之一。年轻的父母都希望襁褓中的婴儿吃饱、吃好，常把其他原因引起的婴儿哭闹和不安，误认为是饥饿而频频授乳喂食，结果食量超过胃容量，加重胃负担，引起消化不良。此外，食物成分不适宜，如过早的喂食大量淀粉或脂肪类食物，或突然改变食物性质以及骤然断奶等，均可引起消化功能紊乱而发生腹泻。

(2)肠道内感染　肠道感染可由细菌、病毒、真菌或原虫引起，以前两种为常见，常常是经口感染，病原体多随食物进入消化道，亦可通过受污染的用具、手或玩具以及带菌者传播。大量滥用广谱抗生素可引起肠道菌群失调，而诱发某些细菌或真菌性肠炎。肠道病毒如埃可(ECHO)病毒、柯萨奇病毒和脊髓灰质炎病毒等，均可引起腹泻。轮状病毒是引起婴幼儿秋冬季节腹泻的主要病原，感染后的主要临床症状为呕吐、腹泻及发热。

(3)肠道外感染　病儿如患中耳炎、上呼吸道感染、肺炎、皮肤感染以及其他急性感染时，可伴有腹泻症状。

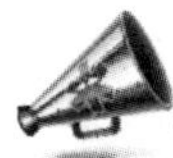

【温馨告知】

小儿发生腹泻时，症状和病情一般都比成人严重得多，尤其是伴有呕吐时，病情更是凶险。这主要是由其生理解剖的特点决定的。小儿肠管的长度与身高的比例和成人相比要大得多。如婴儿小肠的长度是身长的7倍，而成人则为4.5～5倍。肠管长度长，则表面积相对较大，故在腹泻中易造成大量失水，失水越多，病情愈严重，并发酸中毒及休克的机会就愈多，死亡率就愈高。

脱水的一般症状是患儿较快的消瘦，体重减轻，精神萎靡，皮肤苍白或发灰、弹性差，前囟和眼窝凹陷，口腔黏膜干燥，脉搏快，尿量减少。根据脱水程度可分为轻、中、重三度。

(1)轻度脱水　体液丢失约占体重的5%以下。患儿精神稍差，面色略苍白，皮肤稍干但弹性好，眼窝稍凹陷，小便比平时略少。

(2)中度脱水　体液丢失约占体重的5%～10%。患儿精神萎靡、烦躁，皮肤弹性差，捏起后不能立即展平，前囟及眼窝明显下陷，唇及口腔黏膜干燥，四肢发凉，小便明显减少。

(3)重度脱水　体液丢失约占体重的10%～15%。患儿表情淡漠，嗜睡或昏迷，对周围环境反应差，皮肤苍灰、弹性极差，捏起后不易平复，前囟及眼窝深陷，眼睑不能闭合，口唇发绀，口腔黏膜极度干燥，心率快，心音低钝，血压低，四肢厥冷，尿极少或无尿。

轻度脱水的患儿，无呕吐或偶有呕吐者可在家治疗，家长要按时给予服药，随时观察病情变化。中度以上脱水的患儿，要及时送医院诊治。

婴幼儿秋冬腹泻如能得到及时治疗和良好护理，一般经过5～8天即可恢复健康。但若治疗不及时、护理不当或病孩本身营养不良，体质较差，病情可能延长，少数病情特别严重的患儿，会迅速发生脱水，循环衰竭而死亡。因此，对于病情严重的患儿应住院治疗，不可麻痹大意。尽量缩短喂乳时间，对人工喂养的病儿，可给米汤、稀藕粉、稀释牛奶或脱脂奶粉等，但应注意由少到多，由稀到浓，逐渐恢复到原来的饮食量。还要勤换尿布，每次大便后用温水清洗臂部，以预防上行性泌尿道感染和臂部皮肤发炎，要勤翻身，注意呕吐及大便次数，按时喂水(最好用口服补液盐)，以便及时补充因腹泻和呕吐造成的脱水、电解质紊乱。合理的家庭护理对尽快恢复病儿的健康有重要意义。

预防婴幼儿秋冬季腹泻，关键在于把好“病从口入”关。应提倡母乳喂养婴儿，尤其在出生后的最初数月，尽量避免在夏季断奶，添加辅食要采取逐渐过渡的方式。对人工喂养的婴儿要特别注意饮食卫生，鲜牛奶要煮沸消毒，奶粉要现配现吃，食具在每次喂养前要煮沸消毒，不给婴幼儿喝生水。幼儿饭前、便后要洗手，经常带孩子到户外活动，呼吸新鲜空气，多晒太阳，增强小儿抵抗疾病的能力，提高小儿对环境的适应性。

六、哪些疾病完全可以预防

1. 呼吸道、肠道传染病

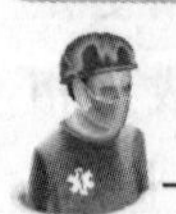

【专家解说】

小儿传染病是由病原体(细菌、病毒或病原虫)引发的疾病。虽然某些疾病成人也可患上，但人数很少，并且症状很重，易出现并发症，与孩子患病有所不同。小儿传染病的

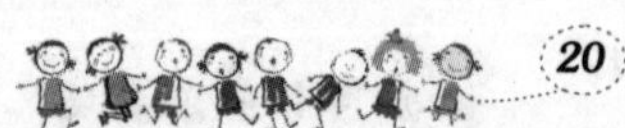

种类很多，主要分为细菌性感染和病毒性感染两大类。其主要包括水痘、流行性腮腺炎、幼儿急疹、天花、白喉、脊髓灰质炎、百日咳、破伤风、猩红热等。

小儿传染病的传染途径主要分为呼吸道传染和消化道传染两种。

呼吸道传染病是患儿在说话、呼吸、打喷嚏、咳嗽时将病原体播散在空气中，被健康孩子通过口、鼻吸入体内而感染发病，如白喉、百日咳、肺结核、猩红热等。

消化道传染病是孩子误服了被污染的食物或水，或用手摸了被污染的玩具后又吮手指或不洗手就吃东西，造成病原体由口进入体内，如痢疾、脊髓灰质炎(小儿麻痹症)、肝炎等。

另外，小儿传染病还有一种传染途径，即通过伤口感染，如破伤风。

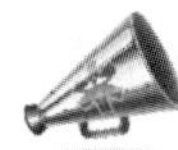

【温馨告知】

现在已经有了很多预防接种的方法，但并不是对所有传染病都能奏效。有的病即使能够预防接种，也不能百分之百达到预防的目的。因此，还要加强对孩子的护理，这也是预防感染的一个重要途径。

(1)要讲卫生，切断传染源。许多传染病是由口、鼻而入，通过呼吸道及消化道传染的。因此，保持良好的卫生习惯对于每个孩子都是十分重要的。如不喝生水，不随地大小便，不吮手指，饭前、便后洗手等，这些都是切断传染源的重要手段。

(2)发现孩子得了传染病要迅速隔离，切断传染途径。接触过病原的孩子也要另外隔离、检疫，必要时可给予一些预防的药物口服，如中成药“板蓝根冲剂”。另外，可以给已经有传染病发生的幼儿园的孩子开一些预防的中药煎剂喝，也可以起到好的作用。

(3)在接触了传染病病原，但未出现症状时，如果条件允许，可以通过人血球蛋白肌肉注射，来提高机体抵抗力。

(4)由于传染病一般有1～2周的潜伏期，因此，在传染病流行的时期，若怀疑孩子与病原有接触时，就要求父母细心观察，一旦发现孩子有异常症状，如发热、吃饭不好、不爱玩等，应及早就医，尽早隔离。

2. 过敏性疾病

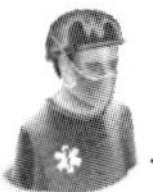

【专家解说】

由于环境及生活习惯的变化，小儿过敏性疾病的发生率有逐年增加的趋势。据调查，有将近30%的儿童患过过敏性疾病。

小儿过敏是指身体的免疫系统对外来的物质发生过度敏感的反应。它牵涉到内外两个因素，即内在过敏体质及外在过敏原。内在过敏体质是先天的，由遗传基因决定的。据资料分析，父母一方有过敏体质的，其子女约30%有过敏体质；父母均为过敏体质，其子女过敏体质的概率在50%以上。外在过敏原在婴幼儿期主要为食物(如牛奶、鸡蛋、柑橘、海鲜、花生、巧克力等),其他还有尘螨、花粉等吸入性过敏原等。

屋尘螨是当今导致过敏性疾病的主要过敏原。屋尘螨以人类脱落的皮屑为主要食物,它可生活在我们周围的地毯里、床褥里、被子里、玩具里、空调里等,近70%的过敏性疾病患者都对屋尘螨过敏。

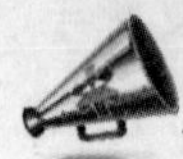

【温馨告知】

预防或延迟过敏发生,可以通过控制环境与改善内在体质来进行。

(1)控制环境的湿度　潮湿的环境容易滋生细菌,太干燥致鼻黏膜等的屏障作用减弱亦不好,环境湿度宜为50%。夏天冷气不要吹整夜或进进出出空调房,可在房内放盆水以增加湿度。

(2)减少卧室的尘埃　室内环境保持清洁,勤用湿布擦拭,勤换洗小儿用的被单、被套、枕套等用品。同时,哮喘小儿的居室应通风良好。

(3)避免接触刺激物以及变应原　尽可能避免使用蚊香、烟香、香水、杀虫剂等挥发性物质。避免已经确定的变应原,是治疗和预防过敏性疾病的基本且重要的措施。避免到花开繁茂的地方去,尤其不要选择风大的天气出游。患儿家中尽可能不养猫、狗、鸟等宠物。室外的花粉、真菌要完全避免虽不可能,但在高峰期可以关闭门窗使之大大减少。婴幼儿应避免食入或吸入诱发哮喘的致敏食物。

(4)饮食保健　提倡母乳喂养,母乳喂养能大幅降低过敏产生。对牛奶过敏者可选择部分水解蛋白配方乳和深度水解蛋白配方乳。

(5)禁用致敏药物　非甾体类抗炎药物诱发的哮喘患者,应避免应用该类药物。

(6)防止感冒　病毒可损伤气道上皮,增加非特异的气道高反应性。应让小儿离开发生呼吸道病毒感染的环境,如托儿所。

过敏性疾病是可以根治的。在欧洲,大约有98%的病人通过脱敏法治疗过敏性哮喘。对草、树等植物花粉过敏的治疗成功率大约为90%,对屋尘螨过敏的治疗成功率约为80%～90%。

脱敏治疗是目前唯一对因治疗,它通过调节体内平衡,使自身产生保护性抗体。对无法避免接触的过敏原,脱敏治疗是唯一可能根治的方法,它可以影响过敏性疾病的自然病程(如过敏性鼻炎发展为过敏性哮喘),也可避免对单一过敏原过敏发展为对多种过敏原过敏。

七、小儿传染病潜伏期知多少

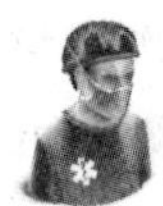

【专家解说】

在获得感染的病原体而没有症状发生的这段时期称为潜伏期，顾名思义就是病原体潜伏在人体里。小儿传染病潜伏期的长短要看是哪种传染病而定。根据潜伏期，通过了解患有某种传染病的孩子得了几天病，就可以计算出患病的孩子有没有传染性，由此可以得出自己的孩子被传染的概率到底有多大。

总的来说，小儿传染病的潜伏期基本限定在3周以内。潜伏期内的孩子，当症状不明显或无症状时，特别容易将病原体传染给其他孩子。冬春季节是孩子传染病的多发季节，在此期间应加强对孩子的护理，适时更衣，饥饱适度，少去公共场所，以减少孩子传染病的发生。如果发现孩子出现传染病的先兆症状时，应迅速诊治，及时隔离。小儿传染病的隔离时间平均为1～2周，但具体到某种传染病，隔离的时间则长短不一。

(1)麻疹患儿的隔离时间一般为出疹子后1周。如果并发肺炎，则应将隔离时间延长到出疹后10天。

(2)风疹患儿在皮疹出现后的第5天，其传染性便消失了，这时就可以不用隔离了。但妊娠妇女应与风疹患儿严格隔离，因妊娠3个月内患风疹最容易导致胎儿畸形。如果已经因患风疹生过畸形孩子，下一胎就应相隔3年以上，以免再次出现畸形。

(3)幼儿急疹一般在孩子半岁左右时发生，没有和其他孩子接触的，一般可不隔离。如果在托儿所中发现了患幼儿急疹的孩子，应对与之接触的孩子严密观察10天左右。这时如果有孩子出现高热，应马上隔离。

(4)水痘患儿一般应隔离到皮疹结痂变干、痂落为止。在托儿所、幼儿园以及病房内应加强隔离。

(5)患流行性腮腺炎的孩子应隔离到腮腺肿大完全消退为止，大约需2周左右的时间。

(6)患猩红热的孩子在咽拭子培养3次阴性后，方能解除隔离。隔离时间一般为疹退后2周。

得了传染病的孩子要隔离，主要是为了不让传染病病原体再传染给其他孩子，即不让传染病再继续流行开，同时也可以让患病的孩子得到更好的休息。

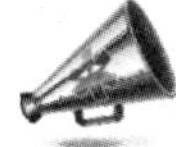

【温馨告知】

孩子在医院看病时可能被传染上其他的病，这不是每个父母都能想到的，即使知道也不太了解是怎么被传染的。这里简单介绍一下如何避免交叉感染。

(1)教育孩子到医院后不要乱摸乱动　医院的桌椅、地面经过各种病人的摸踩，必然会存有大量的细菌、病毒或其他病原体。如果孩子到医院乱摸、乱动，可能就会被传染上这些病菌而引起相应的疾病。

(2)在医院内不要吃东西　有很多父母怕小孩就诊时哭闹，就给小孩买一些饮料与食品。这样一来，在孩子吃东西时，脏手把病原体一起吃进口中，增加了孩子被传染的可能性。

(3)带孩子到医院看病的时间要尽可能短些　因为医院里的空气不干净，特别是流行病多发季节更是如此。孩子机体抵抗力弱，很容易感染疾病。因此，一般在孩子看完病后，应由父母中的一位带孩子迅速离开医院，另一位则留在医院继续给孩子划价、取药，这样可以减少孩子在医院停留的时间。

(4)带孩子先到儿科分诊台(儿科服务台、初检台)　在儿科分诊台进行初步检查、判断，以便让传染病人能够迅速到隔离室治疗，也起到了隔离、避免传染的作用。

(5)尽量少带孩子到医院　有的父母因为孩子发热，一天要跑几家医院，或一天跑数次医院，这样做是非常不妥的。因为孩子发热一般会有一个过程，不会一天内就好。有的孩子到了晚上，发热还会重一些，这时父母要坚持护理好，不要带孩子反复跑医院。加之，此时孩子身体的抵抗力最低，很容易被传染上其他疾病。

带孩子看完病回家后，第一件事就是洗手，大人、孩子都要洗手。这是减少交叉感染的重要环节。

新生儿篇

新生的宝宝可爱娇嫩，容易发生不适，年轻的父母们应该多了解一些新生儿常见疾病的知识，从而在宝宝患病时能从容应对。

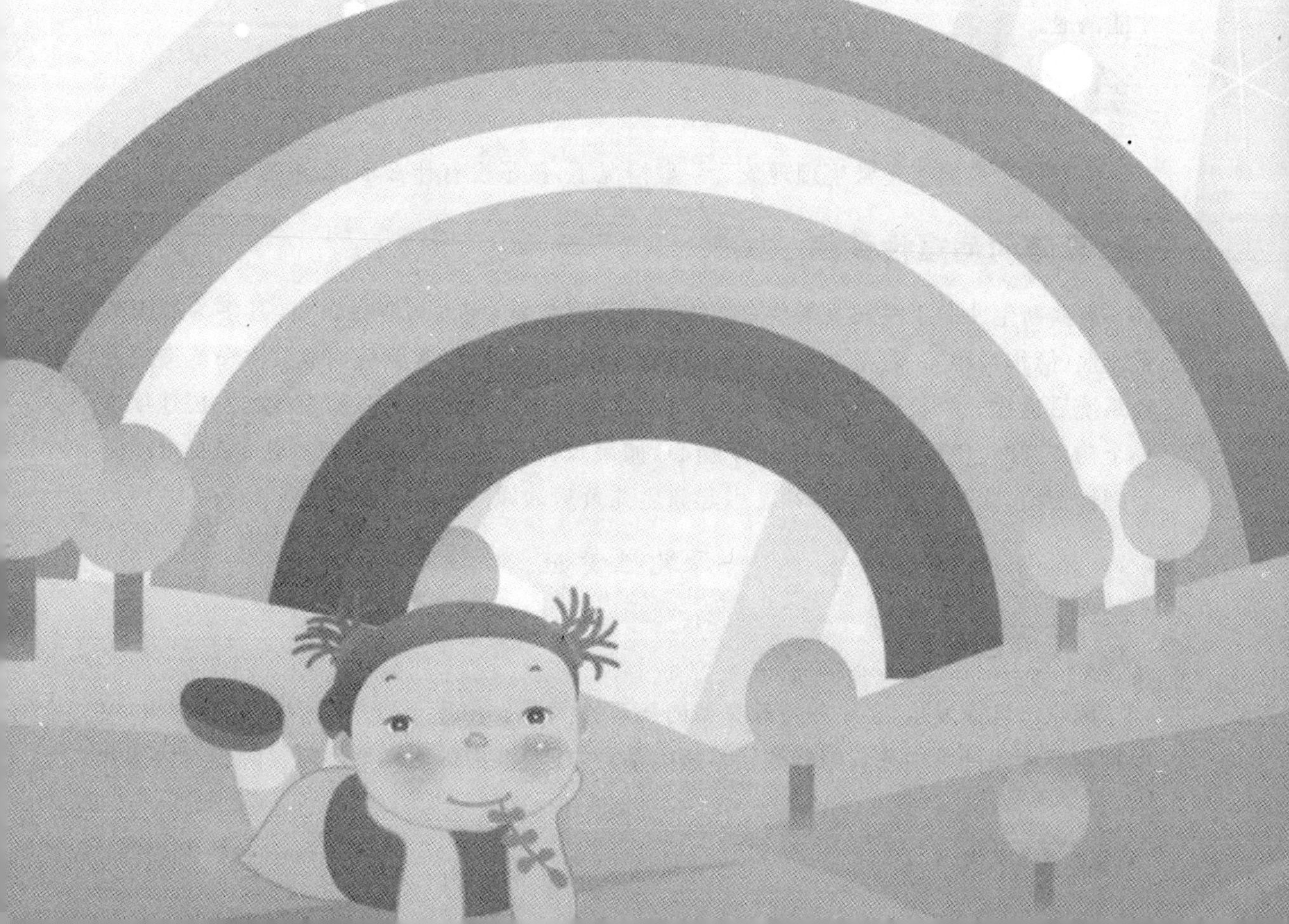

一、多种多样的新生儿黄疸

1. 正常的生理性黄疸

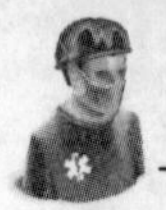

【专家解说】

新生儿黄疸是新生儿期最常见的症状，这是由于新生儿胆红素代谢的特点而引起血中胆红素升高，出现皮肤、巩膜及黏膜黄染的临床现象。肉眼观察，足月儿50%左右、早产儿80%左右均有此症状，此为生理性黄疸。生理性黄疸是新生儿时期特有的一种现象，由于胎儿在宫内低氧环境下，血液中的红细胞生成过多，且这类红细胞多不成熟，易被破坏，胎儿出生后，造成胆红素生成过多，约为成人的两倍；另一方面，由于新生儿肝脏功能不成熟，使胆红素代谢受限制，造成新生儿在一段时间出现黄疸现象。

足月儿的生理性黄疸在出生后2～3天出现，皮肤呈浅黄色，巩膜（白眼珠）以蓝为主且微带黄色，尿稍黄但不染尿布，4～5天最黄，2～3周消退，检查肝功能正常，血清未结合胆红素增加。早产儿的生理性黄疸会出现得较早、较高，持续时间也较久，大约要满月才能消退。

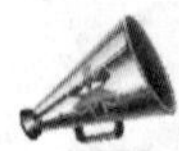

【温馨告知】

生理性黄疸属于正常生理现象。一般情况下，孩子没有什么不适，不需治疗。

2. 异常的病理性黄疸

有些新生儿由于疾病及某些致病因素使黄疸加重，则为病理性黄疸，其多为高胆红素血症（简称高胆）。若得不到及时诊断和治疗，可导致胆红素脑病而危及生命或造成神经系统后遗症。家长遇到这种情况不要惊慌，可根据黄疸出现的时间、程度、发展速度做一个初步判断，生理性黄疸不必过于担心，如果黄疸程度严重、发展速度快，则有可能是病理性黄疸，应及时送医院诊治。引起新生儿黄疸的原因有以下几种。

母乳性黄疸

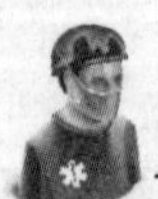

【专家解说】

因吃母乳而发生，是一种特殊类型的病理性黄疸。由于母乳中含有孕二醇激素，可以抑制新生儿肝脏中葡萄糖醛酸转移酶的活力，使血液中的胆红素不能及时进行代谢和排泄，浓度增加，出现新生儿皮肤和巩膜的黄染，其黄疸程度超过正常生理性黄疸。试停哺乳 48 小时，黄疸明显下降；若再次哺乳，黄疸又上升，即可证明是母乳性黄疸。

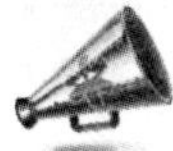
【温馨告知】

出现母乳性黄疸，一般不会影响小儿的健康，也无发热和食欲不好的症状。如及时停止喂母奶，黄疸大约在 2～4 天内减弱，6～10 天内全部消失。出现母乳性黄疸也不必惊慌，停母乳时可用牛奶暂时替代，待黄疸好转后继续母乳喂养。

溶血性黄疸

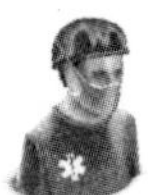
【专家解说】

最常见原因是 ABO 溶血，它是因为母亲与胎儿的血型不合引起的，以母亲血型为 O、胎儿血型为 A 或 B 最多见，且造成的黄疸较重。据报道，新生儿 ABO 血型不合溶血的发病率为 11.9％。

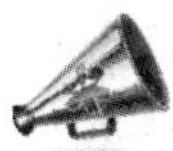
【温馨告知】

溶血性黄疸的特点是出生后 24 小时内出现，且逐渐加重，这是与生理性黄疸不同之处。父母可以仔细观察，及时与医生联系，必要时可找小儿科医师会诊。如果是 ABO 血型引起的轻微症状，只要采用光照疗法即可。严重者早期可进行换血治疗。

感染性黄疸

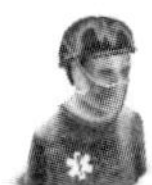
【专家解说】

感染性黄疸因病毒或细菌感染等使肝细胞功能受损害而发生。病毒感染多为宫内感染，以巨细胞病毒和乙型肝炎病毒感染最常见，其他感染有风疹病毒、EB 病毒、弓形体等，较为少见。细菌感染以败血症黄疸最多见，特点是生理性黄疸后持续不退或生理性黄疸消退后又出现持续性黄疸。

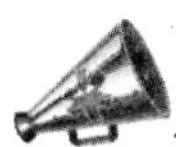
【温馨告知】

若母亲坚持产前保健、检查，孩子出现感染性黄疸的很少。感染性黄疸需送医院治疗。

阻塞性黄疸

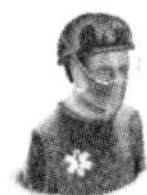
【专家解说】

该病多由先天性胆道畸形引起，以先天性胆道闭锁较为常见。其黄疸特点是出生后

1～2 周或 3～4 周出现黄疸，逐渐加深，同时大便颜色逐渐变为浅黄色，甚至呈白陶土色，这种黄疸一般 B 超检查即可确诊，需到医院治疗。

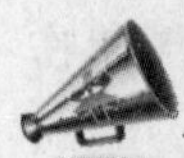

【温馨告知】

若宝宝出生几天后大便还是淡黄，且随着黄疸的加深，粪便逐渐变为白色陶土样，这便是阻塞性黄疸。需送医院详细检查，孩子可能有先天性胆道闭锁。

3. 如何早期发现和预防新生儿黄疸

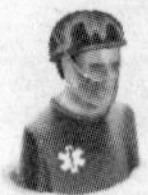

【专家解说】

不论何种原因，病理性黄疸严重时均可引起核黄疸，除了造成神经系统损害外，严重的还可能引起死亡。因此，新生儿病理性黄疸应重在预防，如孕期防止弓形体、风疹病毒感染，尤其是在孕早期防止病毒感染，出生后防止败血症的发生，新生儿出生时接种乙肝疫苗等。家长平时要密切观察孩子的黄疸变化，在宝宝刚出生的几天里，父母应每天把宝宝抱到自然光线好的地方，仔细观察新生儿皮肤黄染的程度。如果仅仅是面部黄染为轻度黄染；用手指将躯干部皮肤按压后抬起，观察皮肤黄染的情况，躯干部皮肤黄染为中度黄染；用同样的方法观察四肢和手足心，如果也出现黄染，即为重度黄染。

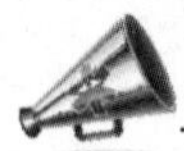

【温馨告知】

一旦发现有病理性黄疸迹象，应及时送医院诊治。

二、凶多吉少的新生儿肺炎

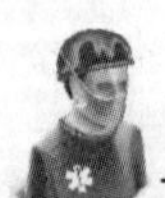

【专家解说】

新生儿肺炎是新生儿期的常见病、多发病，在新生儿感染性疾病中占首位，往往起病较急、病情较重，是新生儿死亡的重要原因之一。本病容易发生在未成熟儿，死于新生儿肺炎的病例中几乎一半为未成熟儿。孩子越小越易患病，多发生在出生 1～2 周后，一年四季都可发生。新生儿肺炎往往表现为鼻塞、咳嗽、发热、精神萎靡、呛奶、不哭、口吐细白泡沫、呼吸浅等表现；口周或肢端可见青紫，其他部位皮肤发灰或苍白；严重者可呼吸暂停。

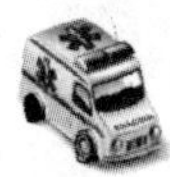

【疾病信号】

怎样知道孩子得了肺炎？凡出生后孩子啼哭、烦躁不安就要时时观察。因为早期临床表现不典型，病儿只出现吃奶减少或不吃奶，哭闹不安或体温不升。随后出现口吐泡沫、阵发性发绀、咳嗽、呼吸急促、鼻翼扇动、三凹征。呼吸困难严重者呼吸不规则，出现点头呼吸、双吸气或呼吸暂停、口周发青等较为典型症状。

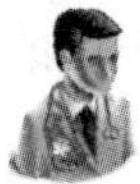

【专家告诉你】

防治肺炎，家长要注意观察新生儿的一般状况。当孩子吃奶困难、惊厥、嗜睡、喘鸣、发热或体温不升时，均应立即意识到孩子患了较重的疾病，必须立即去医院明确诊断及时治疗。判断是否患了肺炎最简单的办法是观察孩子的呼吸情况：一是数呼吸次数，二是看胸部的凹陷程度。观察小儿的呼吸要在小儿安静的状态下进行。健康小儿安静时的呼吸次数因年龄不同而有所差异，以每分钟为例，2 个月内的婴儿呼吸次数应少于 60 次，2～12 个月的婴儿应少于 50 次，1～4 岁应少于 40 次。至于胸部凹陷，是指孩子吸气时可见到胸壁下端明显向内凹陷。如果小儿咳嗽并伴有呼吸增快，则为轻度肺炎；如果呼吸增快伴有胸部凹陷，则为重度肺炎；如果在上述基础上还伴有不能饮水和紫绀，则为极重度肺炎，必须住院治疗。

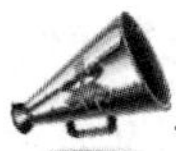

【温馨告知】

得了肺炎怎么办？孩子得了肺炎除了由医生医治外，家长还应成为医生的好助手，协助做好病孩的护理工作。

(1)防止孩子在病房内交叉感染。如不要让孩子在病房走廊内长时间地逗留、玩耍，不要让病儿之间过多地亲密接触或近距离交谈等。

(2)勤开窗户，以保证室内空气流通。室温以 20℃～24℃为宜，并保持适当湿度(约 60%)，以防呼吸道分泌物变干而不易咳出。

(3)保证孩子充分休息。病孩的房间要安静，尽量减少探视。父母不仅要有爱心，还要细心，最好将测体温、换尿布、喂药等操作集中起来一次做完，以免影响孩子的休息，因为孩子的哭闹、活动会使缺氧症状加重，增加心脏及肺部的负担，妨碍康复。

(4)强化皮肤护理。孩子发烧出汗多，要及时更换衣服，并用热毛巾将汗水擦干。同时，经常让孩子变换体位，减少肺部淤血，促进炎症吸收。还可轻轻拍打孩子的背部，便于痰液顺利排出。

(5)注意补足水分。

三、学会认识新生儿败血症

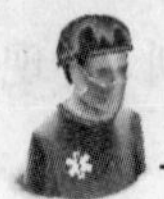

【专家解说】

新生儿败血症是指新生儿期细菌侵入血循环并在其中生长繁殖，产生毒素所造成的全身性感染。胎龄越小，出生体重越轻，发生率越高。

那么败血症是怎么造成的呢？败血症可以由母亲感染所致。在分娩前如果母亲有细菌感染，细菌可通过羊水感染胎儿，胎膜早破、产程延长、羊水混浊发臭、新生儿皮肤破损、脐炎等都提示有造成新生儿败血症的可能性。引起败血症的病原主要有金黄色葡萄球菌、大肠埃希氏菌、绿脓杆菌、沙门氏菌等。所以败血症治疗的主要方法是抗菌疗法。

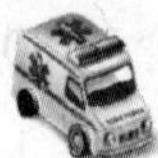

【疾病信号】

患败血症时可表现为精神食欲差、哭声弱、体温不稳定、发热，也可表现为体温不升。随着病情进展孩子开始不吃奶、不哭、面色发灰、精神萎靡、爱睡觉，此外还常出现黄疸加重，或原已消退后又再次出现黄疸，遇此情况应怀疑本症。随着病情进展还可出现肝脾肿大、皮肤出血点和瘀斑，甚至弥散性血管内凝血。严重者可有休克表现，如面色苍白、皮肤出现大理石样花纹、脉搏细而快、四肢发软、少尿或无尿。败血症还可出现并发症，如中毒性肠麻痹、化脓性关节炎、骨髓炎、脑膜炎等。

新生儿败血症的诊断除上述病史和临床表现外，外周血白细胞过高或过低，血培养阳性是非常重要的确诊依据。有了上述疾病信号请及早到大医院儿科就医，以免贻误了病情。

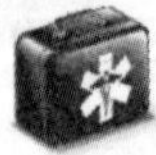

【治疗顾问】

败血症的治疗主要是抗菌疗法，可先用两种抗生素，如耐酶青霉素加第三代头孢菌素，待病原明确、药敏结果出来后可停用一种，再根据药敏结果选用敏感抗生素。疗程一般10～14天，应静脉用药。还要加强支持疗法，静脉补液纠正酸中毒及电解质紊乱，注意保暖，纠正缺氧。静脉注射免疫球蛋白可提高免疫力，是近年来广泛推荐的有效治疗方法。

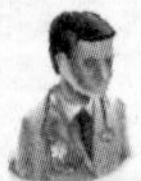

【专家告诉你】

如何预防新生儿败血症？预防新生儿败血症要注意围产期保健，积极防治孕妇感染，以防胎儿在宫内感染；在分娩过程中应严格执行无菌操作，对产房环境、抢救设备、复苏器械等要严格消毒；对早期破水、产程太长、宫内窒息的新生儿，出生后应进行预防性治疗；做新生儿护理工作，应特别注意保护好皮肤、黏膜、脐部免受感染或损伤。为了防止脐部感染，新生儿出院后，医院应给家长带回稀碘酒、双氧水及消毒棉球等，妈妈可上药给婴儿脐部消毒。同时尿布要勤换消毒，尿布不要覆盖在脐部，以免厌氧菌生长繁殖，并应严格执行消毒隔离制度。在护理新生儿时，要细心观察吃、睡、动等方面有无异常表现，尽可能及早发现轻微的感染病灶，及时处理，以免感染扩散。作为家属要选择好医院，在农村特别是偏远乡村应做到不在家中分娩，要提前送往医院待产。

营养缺乏篇

婴幼儿生长发育较快，需要的营养比任何年龄段都要多，而孩子各系统的功能尚未发育完善，极易导致孩子出现一些营养缺乏疾病，故父母们有责任了解一些营养缺乏的常见疾病，从而有针对性的对其预防。

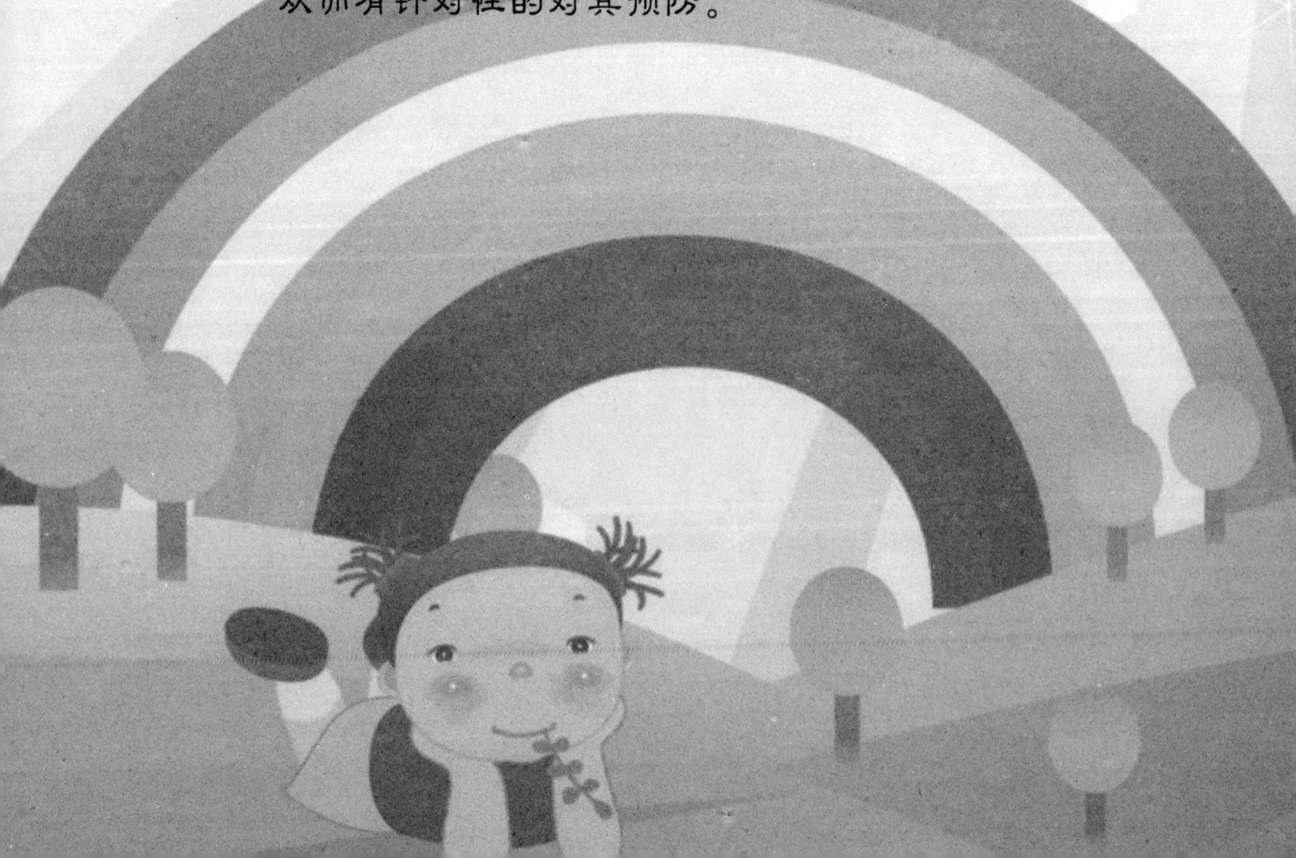

一、维生素缺乏病

1. 佝偻病就是缺钙吗

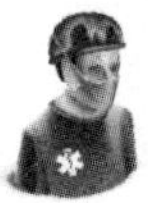

【专家解说】

什么是佝偻病

谈起佝偻病，人们常说“这孩子缺钙”。而实际上是缺乏维生素D，所以只给孩子吃钙片，吃了很久也不见好转。这是因为钙的吸收靠维生素D的协助，维生素D促使肠道中钙吸收到血液中，再由血液储存到骨端去。人体维生素D主要有两种来源：一种是内源性，通过日光中紫外线照射皮肤使基底层的7-脱氢胆固醇转化为胆固化醇即维生素D_3；另一种是外源性，摄入含有维生素D的食物，如肝类含15～50IU/kg，牛奶3～40IU/L，蛋黄25 IU/个，但这些食物中维生素D含量很少，不敷机体所需。因此，维生素D缺乏性佝偻病是由于儿童体内维生素D不足使钙、磷的代谢失常，钙盐不能正常的沉着在骨骼生长部分，从而造成以骨骼生长障碍为特征的一种慢性营养不良性疾病，简称佝偻病。佝偻病虽然很少直接危及生命，但因发病缓慢，易被忽视，故出现症状时，机体抵抗力会低下，易并发肺炎、腹泻、贫血等其他疾病。

维生素D缺乏的原因是什么

(1)日光照射不足。紫外线照射皮肤，可获得足够的维生素D_3。我国幅员辽阔，南北自然条件不同，尤以阳光日照时间长短不同，南方日照时间长，佝偻病发病率较低；北方日照时间短，发病率较高。但日光中的紫外线经常被尘埃、煤烟、衣服或普通玻璃所遮挡或吸收，影响其作用。目前，我国工业发展快、城市建筑多、大气污染、高楼大厦挡光等，均会影响部分内源性维生素D的生成。

(2)食物中含维生素D不足。一般天然食品中维生素D含量很少。动物性食品中含量虽然较多，但若单纯乳类喂养不另加维生素D制剂或少晒太阳，也可发生维生素D缺乏。

(3)食物中钙、磷含量不足或比例不适宜，亦可导致佝偻病的发生。如人乳中钙、磷比例适宜，其比例为1∶2，易于吸收；而牛奶含钙、磷虽多，但磷过高，吸收较差，故牛奶喂养儿的佝偻病发病率比人乳喂养儿为高。

(4)生长过速，所需维生素D亦多，因此生长快的小儿容易发生佝偻病。早产儿体内钙、磷储备不足，出生后又生长较快，如缺乏维生素D，极易发生佝偻病。

(5)胃肠、肝胆疾病可影响维生素D的代谢和钙、磷的吸收和利用。

(6)长期应用苯妥英钠、鲁米那等抗癫痫药物，能缩短维生素D半衰期，激发肝细胞微立

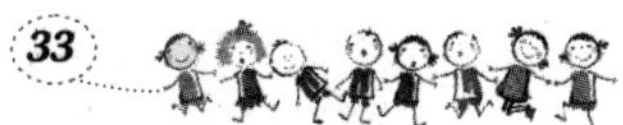

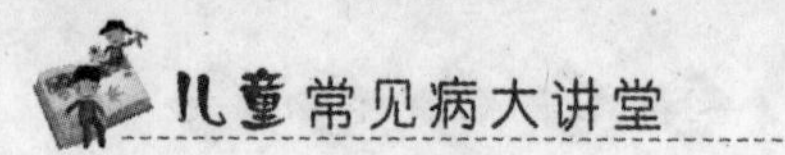

体氧化酶系统,使 25-$(OH)D_3$ 分解代谢增加,导致 1,25-$(OH)_2D_3$ 生成不足,引起佝偻病。

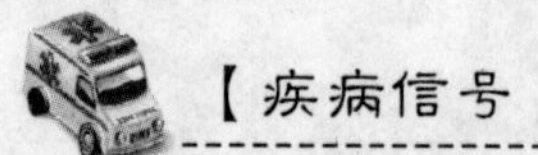

【疾病信号】

佝偻病多见于3个月~2岁的小儿。患有骨软化症孕妇的母乳喂养儿可在出生后2个月内出现佝偻病症状,主要表现为正处于生长中的骨骼的病变、肌肉松弛和神经兴奋性的改变。佝偻病的骨骼改变常在维生素D缺乏后数月出现,重症佝偻病患儿还可有消化和心肺功能障碍,并可影响智力发育和免疫功能。临床上分期如下。

(1)初期　多见于6个月以内,特别是小于3个月的婴儿,主要表现为神经兴奋性增高,如易激惹、烦恼、夜间啼哭、睡眠不安、汗多刺激头皮致摇头而出现枕秃(即与枕头接触的后脑脱发呈秃顶状)。这些非特异性症状可作为临床早期诊断的参考依据。

(2)激期　维生素D缺乏的婴儿如不经治疗,症状会继续加重,出现甲状腺功能亢进,钙、磷代谢失常和典型的骨骼改变。①小于6个月的佝偻病婴儿以颅骨改变为主,颅骨薄,前囟边缘较软,检查者用指尖轻轻压迫枕骨或顶骨的后部,可有压乒乓球样的感觉;6月龄以后,尽管病情仍在进展,但颅骨软化逐渐消失,额骨和顶骨双侧骨样组织增生呈对称性隆起;至7~8个月时变成"方盒样"头型即方头,严重时呈"鞍状"或"十字状"颅形,头围也较正常增大。"方盒样"头应与前额宽大的头型相区别。②胸廓骨骼改变多见于1岁左右患儿,肋骨骨骺端因骨样组织堆积而膨大,于肋骨与肋软骨交界处可扪及圆形隆起,以第7~10肋骨最明显。从上至下如串珠样突起,称佝偻病串珠;肋骨骺部内陷,胸骨向前突起,形成鸡胸样畸形,如胸骨剑突部向内凹陷,即成漏斗胸;膈肌附着处的肋骨受牵拉而内陷,形成一道横沟,称为郝氏沟,这些胸廓病变都会影响呼吸功能。③手腕、足踝部亦可形成钝圆形环状隆起,称佝偻病手、足镯。由于骨质软化与肌肉关节松弛,小儿双下肢在开始站立与行走后因负重可出现股骨、胫骨、腓骨弯曲,形成严重膝内翻("O"型)或膝外翻("X"型)畸形。正常1岁内小儿亦可有生理性弯曲和轻微的姿势变化,如足尖向内或向外等,以后会自然矫正。④患儿在会坐和站立后,因韧带松弛可致脊柱畸形。⑤严重低血磷导致肌肉糖代谢障碍,使全身肌肉松弛、乏力,肌张力降低,坐、立、行等运动功能发育落后,腹肌张力低下致腹部膨隆如蛙腹。⑥重症患儿脑发育亦受累,表情淡漠,语言发育迟缓,条件反射形成缓慢,免疫力低下,容易感染、贫血等。

(3)恢复期　患儿经治疗和日光照射后,临床症状和体征会逐渐减轻、消失。

(4)后遗症期　婴幼儿期重症佝偻病可残留不同程度的骨骼畸形,多见于2岁以上的儿童。

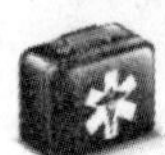

【治疗顾问】

佝偻病治疗的原则是关键在早,重点在小,综合治疗。治疗的目的是控制活动期,防止畸形和复发。

(1)初期　维生素D 0.5~1万IU,口服,疗程1个月。不能口服者,用维生素 D_2 40

万或维生素 D_3 30 万肌注，注射一次则可；少数需要者，1 个月后可再注射一次。也可口服英康利口服液，每次 7.5～15mL，一次顿服（能维持 1～2 个月）。

（2）激期　维生素 D 1～2 万 IU，口服，疗程 1 个月。不能口服者，可肌注维生素 D_2 40 万或维生素 D_3 30 万 IU，也可根据病情注射 2～3 次，间隔 1 个月。并适当补充钙剂和维生素 A、B、C 等，若治疗 3 个月病情无缓解，应注意寻找原因，不应一味使用维生素 D 制剂，以免造成中毒。6 个月以下婴儿尤其曾有过手足搐搦症病史者，肌注前 3 天应先补充钙剂，以防止低钙血症导致抽搐。

（3）恢复期　可使用“夏季晒太阳，冬季服 AD”的办法，维生素 D 用量为 10～25 万 IU，一次口服或肌注。

（4）后遗症期　无需药物治疗，要注意加强体格锻炼。对骨骼畸形者可采取主动或被动方法矫正，胸部畸形可做俯卧位抬头展胸运动，下肢畸形可做肌肉按摩（“O”型腿按摩外侧肌，“X”型腿按摩内侧肌），增加肌张力以矫正畸形。

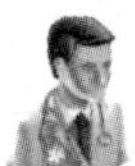
【专家告诉你】

佝偻病如何预防？

（1）预防佝偻病首先要从胎儿期抓起，母亲在孕末期要注意营养，多吃蛋类、动物肝脏等含维生素 D 及蛋白质多的食物，经常晒太阳，并在医生的指导下服用维生素 D 和钙剂。

（2）合理喂养对预防佝偻病是十分重要的。宝宝出生后应尽量采用母乳喂养，因为母乳中的维生素 D 以及其他营养物质易于被宝宝吸收。当宝宝开始添加辅食时，不要以谷类食品为主，否则会影响膳食中钙盐的吸收，应逐步添加蛋、肝等含维生素 D 多的食品。

（3）晒太阳是预防佝偻病最方便经济、最安全有效的方法。因为紫外线照射在皮肤上，可使皮肤产生维生素 D，这是人体内维生素 D 的主要来源。因此，宝宝过了满月后，可逐步增加日晒时间。在正常天气下，每日晒太阳 2 小时左右就可以满足维生素 D 的需要。夏季避免阳光直晒，在树荫下玩耍也可达到日晒的目的。晒太阳时不要隔着玻璃、戴着帽子或口罩，否则达不到抗佝偻病的目的。

（4）因为膳食中维生素 D 的含量较少，所以按时服药也是必不可少的预防措施。宝宝出生半个月后应在医生指导下服用维生素 D 和钙剂，并定期到保健单位进行健康查体，在医生的监测下增减药物剂量。一般婴儿每天需维生素 D 约 400IU。

（5）对体弱多病的孩子和生长速度较快的孩子，如早产儿、双胞胎、肥胖儿要格外注意，因为这些孩子需要维生素 D 及钙的量大一些，如若补充不足，极易发生佝偻病。

加强疾病的防治工作，对反复生病的孩子父母更应注意，特别是患有脂肪代谢异常性疾病的孩子，更容易患佝偻病。

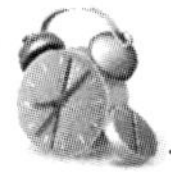
【特别提醒】

小儿佝偻病防治的误区

（1）不重视母乳喂养。有些母亲听说母乳中的钙、磷含量比牛奶低，就采用人工喂养，以牛奶作为婴儿主食，这是非常片面的。她们忽视了母乳中钙、磷比例适宜、易于消化吸收、利用率高的特点，忽视了母乳中含各种免疫因子可减少婴儿的发病率。用母乳喂养婴儿，即使患佝偻病，也很轻微。

(2)隔着玻璃晒太阳。通常，由于怕热、怕冷或住高楼等原因，多数家长都不愿带小孩到户外活动，只是抱着小孩在室内隔着玻璃晒晒太阳。这样，太阳光中的紫外线是不能充分透过玻璃而进入人体的，因此就起不到作用。专家们指出，小儿面部皮肤多晒太阳是补充体内维生素D的最好方法，即使冬天只要每周坚持晒2个小时太阳，就不会或少患佝偻病。

(3)误选维生素AD滴剂。目前市场上常见的维生素AD滴剂有10∶1、3∶1和2∶1的几种，各有其用途，但家长们有时会误选。10∶1的维生素AD滴剂，维生素A含量高，维生素D含量低，只能用于预防维生素A缺乏症，不能用于预防和治疗佝偻病。因此，预防佝偻病应选3∶1或2∶1的维生素AD滴剂。

(4)让患活动性佝偻病的小儿久站立、早行走。这样做并不利于孩子骨骼的发育，尤其是患活动性佝偻病的小儿，久站则易形成“O”型或“X”型腿，或使原有的畸形加重。小儿佝偻病俗称“软骨病”，患病时由于体内甲状旁腺激素的调节为保持血钙水平可使骨脱钙，骨质变软，当小儿受重力压迫时，特别是胖小儿，骨骼就会弯曲变形，造成上述畸形。

(5)“佝偻病是缺钙”这是错误的观点。树立“佝偻病是维生素D缺乏”的正确观念，只补钙不补维生素D并不能预防和治疗佝偻病。

给孩子补钙时应注意什么

(1)给孩子服用钙剂时应注意不要与奶类同食。人工喂养的孩子应选用配方奶(不同阶段的婴儿奶粉)喂养，不要食用含磷过高的奶制品，以免导致高磷、低钙血症。

(2)如果孩子有胃肠道、肝胆、肾疾病(如慢性腹泻会影响维生素D的吸收和利用)，应预防和及时治疗这些疾病。

(3)给孩子补充维生素D和钙剂应分阶段。2岁以内的孩子生长发育快，户外活动少，加之乳类(母乳和牛乳)中维生素D含量较少，为预防维生素D缺乏性佝偻病，应每日给予生理需要的维生素D(400IU/日或10～20μg/日)，钙剂根据进乳量多少适当补充即可。2岁后，随着生长速度的减慢，户外活动的增多(接受充足的阳光照射)，饮食的均衡，已逐步不需额外补充维生素D了。因乳类中含有丰富的钙，所以孩子“断奶”后，还要记得坚持给孩子喝奶。

2. “脚气病”非“脚气”也

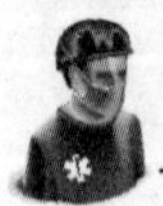

【专家解说】

脚气病是因缺乏维生素B_1(又名硫胺素)所致，临床上以多发性神经炎、肌肉萎缩、组织水肿、心脏扩大、循环功能不全及胃肠道症状为主要特征。而脚气则是由真菌(又称霉菌)感染引起的一种常见皮肤病。因此,“脚气病”非“脚气”也。

脚气病的常见病因主要有以下几点。

(1)摄入不足　当乳母膳食中缺乏维生素 B_1,且单纯母乳喂养未加辅食时,婴儿即可患病。长期食用精制米、面,或洗米、煮饭、炒菜过程中维生素 B_1 丧失、破坏,某些鱼类、贝类含有破坏维生素 B_1 的酶,长期喜食生鱼、贝类者均易患本病。目前随着谷类粮食(尤其是大米)摄入量的减少,米面加工过于精细,该病发生率有上升趋势,以亚临床型多见。

(2)吸收障碍　慢性消化紊乱、长期腹泻等均可引起维生素 B_1 吸收障碍,导致缺乏。

(3)需要量增加　小儿生长发育迅速,需要量相对较多。长期发热、感染、手术后、甲状腺功能亢进者等,因代谢旺盛,消耗增加,对维生素 B_1 需要量亦增加,若不及时补充,易引起缺乏。

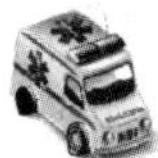

【疾病信号】

维生素 B_1 缺乏症婴儿多为急性发病,以神经系统为主者称脑型脚气病,以心功能不全者称心型(冲心型)脚气病,以水肿症状显著者称水肿型脚气病,也可以数型症状同时出现。年长儿则以水肿和多发性周围神经炎为主要表现。

(1)消化系统症状　以 3～6 个月婴儿最多见,多为母乳中维生素 B_1 不足所致。常有厌食、呕吐、腹胀、腹泻或便秘、体重减轻等。

(2)神经系统症状　①婴儿可表现为神经麻痹和中枢神经系统症状。早期有烦躁、夜啼,因喉返神经麻痹所致声音嘶哑甚至失音为本病的特征。继而神志淡漠、喂食呛咳、吸乳无力、眼睑下垂、全身软弱无力、深浅反射减弱甚至消失、嗜睡,严重者惊厥、昏迷,更甚者可引起死亡。②年长儿以多发性周围神经炎为主,先有双下肢对称性感觉异常,腓肠肌触痛,进而感觉减退以至消失,病情进展可出现上行性弛缓性瘫痪。

(3)心血管系统症状　婴幼儿常突发心力衰竭,多见于哺乳后或睡觉将醒时突然发生。表现为气促、烦躁、尖叫、呛咳、出冷汗、紫绀、心率快,出现奔马律、心音低钝、心脏扩大、双肺布满湿啰音、肝大、重症迅速死亡等。心电图呈低电压,S－T 段压低,T 波低平、倒置等改变。

(4)水肿与浆液渗出　年长儿可于早期出现下肢踝部水肿,甚至延及全身或伴发心包、胸腔、腹腔积液。

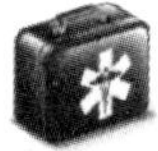

【治疗顾问】

脚气病患儿如何治疗?

(1)调整饮食。

(2)补充维生素 B_1。轻症可口服维生素 B_1,每次 5～10mg,每日 3 次。重症或伴有消化道功能紊乱时可采用肌注维生素 B_1,每次 10mg,每日 2 次,病情缓解后可改为口服。

(3)对急性心力衰竭以及惊厥的脚气病患儿,可先予以呋喃硫胺(不会被人体中所含的硫胺酶破坏,毒性反应亦低),首剂 50～100mg 静脉注射,以后每 4 小时注射 10mg,至心力衰竭缓解后改为口服。

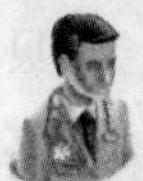

【专家告诉你】

脚气病该如何预防?

(1)孕期及哺乳期合理营养　孕妈妈和哺乳妈妈承担着"一人吃好两人补"的重要职责。在这个特殊阶段,一定要注意多摄取粗杂粮和富含维生素 B_1 的食物,如多吃葵花子、全面粉、燕麦片、糙米、新鲜蔬菜、瘦肉或动物肝肾、鸡蛋、豆制品等。

(2)及时为宝宝添加辅食　1～3 个月的宝宝,添加鲜果汁、青菜水、鱼肝油滴剂;4～6 个月的宝宝添加米糊、烂粥、蛋黄、鱼泥、豆腐、动物血、菜泥、水果泥;7～9 个月的宝宝添加烂面、烤馒头片、饼干、鱼、蛋、肝泥、肉末等;10～12 个月的宝宝添加稠粥、软饭、面条、馒头、面包、碎菜、碎肉、豆制品、纤维素等。

(3)科学合理烹调食物　不要过分淘洗米,不用流动的水冲洗米或在水中浸泡过久,更不要用手用力搓洗,尽量少给宝宝吃水捞饭;面粉尽量采用蒸或烙的方法,不要用油去炸面食;不要用急火爆炒或油炸肉类,尽量炒着吃;蛋类最好蒸成蛋羹或煮着吃;洗菜时不要过于浸泡蔬菜。

(4)掌握科学喂养原则　不要常给宝宝吃精米、精面,避免养成偏食、挑食的不良饮食习惯,这一点对于我们东方人比西方人更为重要。东方人是以米面为主食,而分解属于糖类的主食需要大量消耗体内维生素 B_1,常吃精米、精面会加重体内维生素 B_1 的缺乏。因此,东方人比以肉和乳类为主食的西方人,更易缺乏维生素 B_1。如果宝宝爱吃糖果,一定要尽早纠正,它不仅只是让宝宝的牙齿变龋,而且会加剧体内维生素 B_1 缺乏。在每天菜肴中,妈妈应尽量多给宝宝做一些瘦肉、动物肝及豆类的食物。不同年龄宝宝维生素 B_1 需要量详见表 1。

表 1　不同年龄宝宝维生素 B_1 需要量(毫克)

年龄	每天需要量
不足 1 周岁	0.4
1 岁	0.6
2 岁	0.7
3 岁	0.8
4 岁	0.8
5 岁	0.9

知识链接

巧摄维生素 B_1 小贴士:

1. 维生素 B_1 不耐热,又易溶水,很容易被破坏。淘米时水温不要过高,更

不要用热水烫洗，采用蒸或煮的烹调方法，会大大减少维生素 B_1 的损失。

2. 把面粉做成馒头、面包、包子、烙饼时，维生素 B_1 丢失得最少，尽量避免油炸面食，如小油饼等几乎会使维生素 B_1 被全部破坏掉。

3. 玉米粉中的维生素 B_1 更易被破坏，可把玉米粉做成玉米粥、窝窝头，或是用饼铛贴玉米饼，既能保证维生素 B_1 的含量、颜色和香味，又招宝宝喜欢，宝宝吃了也容易消化。

4. 直接用油炸肉食或鱼，会严重破坏维生素 B_1，如果在表面上挂糊，便可使维生素 B_1 受到保护。

5. 红烧或清炖肉、鱼时，如果让宝宝连汤带汁一同吃，就会保证维生素 B_1 的摄取。

6. 做汤时等到水开后再下菜，不要煮得时间过久，在开水中稍烫一下即可。

二、容易被忽视的蛋白质-能量营养不良

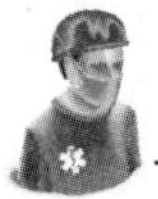

【专家解说】

蛋白质-能量营养不良是由于缺乏能量和(或)蛋白质所致的一种营养缺乏症，主要见于3岁以下的婴幼儿。临床表现为体重明显减轻、皮下脂肪减少和皮下水肿，常伴有各种器官的功能紊乱。分为三种类型：一种是以能量供应不足为主的消瘦型，另一种是以蛋白质供应不足为主的浮肿型，还有介于两者之间的消瘦-浮肿型。其病因主要有以下三点。

(1)长期摄入不足　母乳不足而又未及时添加其他乳品；奶粉配制过稀；突然停奶而未及时添加辅食；长期以淀粉类食品(粥、奶糕)为主；不良的饮食习惯，如偏食、挑食、吃零食过多或早餐过于简单等。小儿处于不断生长发育的阶段，对营养素的需要相对较多，父母要时时关心孩子的营养，尤其是早餐。

(2)消化吸收障碍　消化系统解剖或功能上的异常，如裂唇、裂腭、幽门梗阻、迁延性腹泻、过敏性肠炎、肠吸收不良综合征等均可影响食物的消化。

(3)需要量增多　急、慢性传染病(如麻疹、伤寒、肝炎、结核)后的恢复期、双胎早产、生长发育快速阶段等均可因需要量增多而造成相对缺乏。

(4)消耗量过大　糖尿病、大量蛋白尿、急性发热性疾病、甲状腺功能亢进、恶性肿瘤等均可使营养素的消耗量增多。

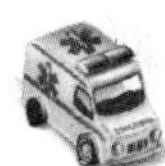

【疾病信号】

孩子患了蛋白质-能量营养不良主要表现为体重不增，随后反而下降；身高不长，久

之低于正常;皮下脂肪逐渐减少以至消失,首先累及腹部,其次为躯干、臀部、四肢,最后为面颊部。腹部皮下脂肪厚度是判断营养不良程度的重要指标之一。

随着病程的进展,各种临床症状逐渐加重,体重和皮下脂肪进一步减少,身高停止增长,皮肤干燥、苍白,肌肉松弛。再进一步发展,表现为体重明显减轻,额部出现皱纹,状如老年人,身高明显低于同龄儿,皮肤苍白、干燥、无弹性,肌肉萎缩,精神萎靡,体温偏低,脉搏细而无力,食欲低下,常伴腹泻、便秘交替,部分小儿还可因血浆白蛋白明显下降而出现水肿。常见并发症如下。

(1)营养性小细胞性贫血　最为常见,与缺乏铁、叶酸、维生素 B_{12}、蛋白质等造血原料有关。

(2)各种维生素缺乏　常见者为维生素 A 缺乏,有时也有维生素 B、C、D 的不足。

(3)感染　由于免疫功能低下,易患各种感染,如上呼吸道感染、鹅口疮、肺炎、结核病、中耳炎、尿路感染等。特别是婴儿腹泻,常迁延不愈,加重营养不良,造成恶性循环。

(4)自发性低血糖　患儿面色灰白,神志不清,脉搏减慢,呼吸暂停,体温不升,但无抽搐,若未及时诊治可因呼吸麻痹而死亡。根据小儿的年龄、喂养情况、体重下降、皮下脂肪减少、全身各系统功能紊乱及其他营养素缺乏的症状和体征,典型病例的诊断并不困难,但轻症患儿易被家长忽视,需通过定期生长监测、随访才能发现。消瘦儿童可以定期到医院检查,前后作对比,做出病因诊断。

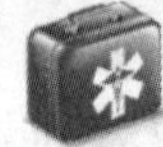

【治疗顾问】

营养不良的治疗原则是祛除病因、调整饮食、促进消化和治疗并发症。

(1)祛除病因　在查明病因的基础上,积极治疗原发病,如纠正消化道畸形,控制感染性疾病,根治各种消耗性疾病等。

(2)调整饮食　此病患儿的消化道已适应低营养的摄入,一旦摄食稍多便可出现消化不良、腹泻,故饮食调整应根据实际的消化能力和病情逐步增加,不能操之过急。食品除乳制品外,可给予豆浆、蛋类、肝泥、肉末、鱼粉等高蛋白食物,也可给予酪蛋白水解物、氨基酸混合液或要素饮食。具体的喂养情况应在医生指导下进行。

(3)促进消化　主要依靠药物来帮助消化,可补充 B 族维生素和胃蛋白酶、胰酶等。苯丙酸诺龙是蛋白质同化类固醇制剂,能促进蛋白质合成,增加食欲,每次肌注 10～25mg,每周 1～2 次,连续 2～3 周,用药期间应供给充足的热量和蛋白质。胰岛素注射可降低血糖,增加饥饿感提高食欲,通常每日一次皮下注射胰岛素 2～3 单位,注射前先服葡萄糖 20～30 g,1～2 周为一疗程。

(4)处理并发症　如腹泻所致的脱水及电解质紊乱、酸中毒、休克、自发性低血糖、各种继发感染、维生素 A 缺乏症所致的眼部损害等。

总之,轻症以膳食调整为主,给予易消化、高营养的优质食物,动物蛋白质应为蛋白质总量的1/2以上，同时须治疗原发疾病及并发症。待病情好转，体重稳步上升时，可适当安排一定的活动量促肌力恢复。

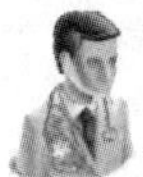

【专家告诉你】

蛋白质-能量营养不良的预防甚为重要，由于本病大多发生在儿童，故加强儿童保健工作是关键。应大力推广新法育儿，宣传正确喂养方法，进行营养指导，具体措施如下。

(1)加强儿童保健工作　婴幼儿生长发育特别快，需要的蛋白质和能量比任何年龄阶段都要多，而消化系统的功能尚未发育完善，极易引起腹泻导致营养紊乱。故指导婴幼儿保健，应包括育儿方法、营养指导、正确护理及疾病预防，大力培训保育人员，提高业务水平，预防营养不良的发生。

(2)喂养指导　大力提倡母乳喂养，母乳不足者采取合理的混合喂养，补充牛乳或豆浆。母亲不能授乳或缺乳者，应以适龄的配方乳喂之，不能单独用淀粉类、炼乳、麦乳精等喂养。不同年龄阶段、不同性别所需蛋白质量有所不同，详见表2。

表2　推荐的每天膳食中的蛋白质供给量(RDA)

年龄	蛋白质(g)		年龄	蛋白质(g)	
婴儿			成年	男	女
初生～6个月	2～4/kg		18岁～		
7～12个月			极轻劳动	70	65
儿童	男	女	轻	80	70
1岁～	35	35	中	90	80
2岁～	40	40	重	100	90
3岁～	45	45	极重	110	/
4岁～	50	45	孕妇(4～6个月)		+15
5岁～	55	50	孕妇(7～9个月)		+25
6岁～	55	55	乳母		+25
7岁～	60	60	老年前期		
8岁～	65	60	45岁～		
9岁～	65	65	极轻劳动	70	65
10岁～	70	65	轻	75	70
11岁～	70	70	中	80	70
12岁～	75	75	重	90	/
少年			老年		
13岁～	80	80	60岁～		
16岁～	90	80	极轻劳动	70	60
			轻	75	65
			中	80	70
			70岁～		
			极轻劳动	65	55
			轻	70	60
			80岁～	60	55

(3)加强体格锻炼,提高身体素质。

(4)防治其他疾病　预防各种传染病的发生,做好计划免疫接种。矫治先天性畸形,如先天性心脏病、唇裂、腭裂、肥厚性幽门狭窄等。

(5)早期发现蛋白质-能量营养不良应及早纠正。

三、微量元素缺乏症

1. 厌食多动——查查微量元素锌

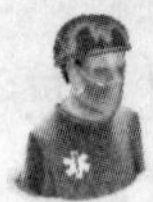

【专家解说】

锌是人体所含重要的微量元素之一,参与体内含锌酶和锌依赖性酶的组成和活性,在组织呼吸及蛋白质、脂肪、糖及核酸代谢中起重要作用,并可促进细胞分裂生长和组织再生,缺锌可影响体格生长、智力发育和生殖功能,表现为味觉迟钝、食欲差、异食癖、生长发育迟缓、皮炎或伤口不易愈合等。

味觉素含有锌原子可维持味觉,促进食欲;锌与视网膜视黄醇还原酶活性有关,并参与视黄醛的合成,缺锌时可影响感光物质的合成和肝内维生素 A 的动员而发生夜盲;锌还可促进与免疫有关酶的合成,增强机体的免疫功能。

微量元素锌缺乏的原因主要有以下四点。

(1)摄入不足　植物性食物含锌少,故素食者容易缺锌。全胃肠道外营养摄入未加锌亦可致严重缺锌。

(2)吸收障碍　各种原因所致的腹泻皆可妨碍锌的吸收。谷类食物含多量植酸和粗维,均可与锌结合从而妨碍其吸收。牛乳中含锌量与母乳类似,约 45.9～53.5μmmol/L(300～350μg/dL),但牛乳锌的吸收率(39%)远低于母乳锌(65%)。肠病性肢端皮炎是一种染色体隐性遗传病,因小肠缺乏吸收锌的载体,故表现为严重缺锌。

(3)需要量增加　若婴儿处于生长发育阶段,或组织修复过程中,或营养不良恢复期等皆可发生锌需要量增多。

(4)丢失过多　如反复出汗、溶血、长期多汗、大面积灼伤、蛋白尿以及应用金属螯合剂(如青霉胺)等均可导致锌缺乏。

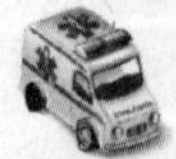

【疾病信号】

锌缺乏症多发生于6岁以下小儿,起病缓慢。开始多表现为食欲不振、厌食或拒食,常伴有味觉减退、异食癖及复发性口腔溃疡等。而后生长迟滞或停止,身材矮小,性发育延迟，视觉暗，适应能力下降。重症者可出现角膜混浊，免疫力差，反复感染，伤口不易愈合，皮损呈特征性分布，主要分布于口、肛周围等处，亦可出现牙龈炎、舌炎、结膜炎等。孕妇饮食中长期缺锌可影响胎儿生长发育。儿童严重缺锌可影响脑功能，表现为急躁、嗜睡、抑郁或学习能力差等。

锌缺乏症目前尚无特异性诊断指标，主要根据锌缺乏病史、临床表现、低血锌以及结合治疗效应等综合判断。

(1)血锌能反映近期锌的动态平衡状况，除急、慢性感染与肝、肾等疾病，血锌低于11.47μmol/L(75μg/dL)有诊断价值。

(2)发锌可作为慢性锌缺乏的参考价值，但波动大，不准确。目前，发锌可作为对群体锌营养状态及环境污染的检测指标，不能作为判断个体营养状态的可靠依据。

(3)尿锌能反映锌的代谢水平，缺锌时，尿锌测定降低。

若同时测定血锌、发锌、尿锌三项指标，则诊断价值更大。对临床上有缺锌表现，血锌或发锌不低者，若补锌治疗后营养及临床改善，可作为确定锌营养状态的重要手段。

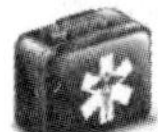

【治疗顾问】

锌缺乏症的治疗如下。

(1)首先应查明病因，治疗原发病，同时给予补锌。

(2)饮食治疗　鼓励多进食富含锌的动物性食物，如肝、鱼、瘦肉、禽蛋、牡蛎等，且初乳含锌丰富。

(3)补充锌剂　常用葡萄糖酸锌，每日剂量为锌元素0.5～1.0mg/kg，相当于葡萄糖酸锌3.5～7mg/kg，疗程一般为2～3个月。

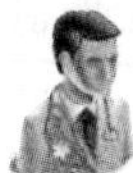

【专家告诉你】

防止锌缺乏的最主要措施是调整膳食结构，合理搭配食物，合理烹调食物，不偏食，少吃零食，多吃富含锌的食物，婴幼儿要尽量采用母乳喂养，也可适当进食一些锌强化营养保健食品。一般来说，动物性食物锌含量比植物性食物含量高，海产品的含锌量也高。食物含锌量从高到低依次为海产品、动物性食品、豆类、谷类、水果、蔬菜。含锌量较高的食物有牡蛎、麦芽、酵母、牛肉、瘦猪肉、猪肝、茶叶、干酪、海带、花生酱、鸡肉、黄豆、面粉等。

动物性食物不但锌含量高，而且其吸收率也比较高。如肉类中锌的吸收率高达30%～40%，而植物性食物吸收率一般只有10%～20%。因此，在评价食物的营养价值时，不仅要考虑其锌含量，还要考虑其吸收率。海产品中，海藻类如海带、紫菜中，也含有较高的锌。各种植物性食物中，豆类、坚果含锌较多，蔬菜以大白菜、萝卜、茄子含量较高。

从锌的营养角度来看，谷类食品加工越精细，锌和营养素的损失越高。有人测定，精白面的锌含量只有小麦的1/4。另外蔬菜中的草酸、植酸也会抑制锌的吸收。

当然，含锌丰富的食物要经常吃，但也不能一下吃得过多，这样不但造成浪费，有的还会引起锌中毒，特别是有些孕产妇连续大量食用各种动物肝脏而引起中毒。另外，一次或多次大量服用锌制剂也会引起中毒。

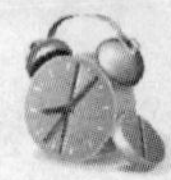

【特别提醒】

严重锌缺乏的患者应及时去医院诊治。目前常用的锌制剂有硫酸锌、醋酸锌、氧化锌、乳清酸-精氨酸锌、甘草酸锌和葡萄糖酸锌。葡萄糖酸锌效果好，且副作用较小，是目前常用的锌制剂。治疗浓度以生理浓度为宜。治疗剂量无统一规定，一般每天口服不要超过120 mg锌离子。锌制剂也不宜长期服用，以防中毒。

2. 营养性贫血早知道

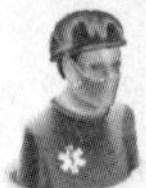

【专家解说】

营养性贫血与体内铁、叶酸、维生素 B_{12} 等造血物质缺乏有关。缺乏原因有三：一是婴儿发育快，所需营养素相对较多，其摄入量不足，易造成缺乏；二是婴幼儿胃肠功能差，易发生腹泻、呕吐、肠炎，营养物质吸收不良，排出增多，患病时食欲减退、营养素消耗增加；三是长期慢性失血和体内某些代谢障碍可致造血物质缺乏。

根据临床特点，可分为三类。①一类是缺铁性贫血。红细胞的主要成分是血红蛋白，铁是制造血红蛋白的主要原料，全身的铁有2/3在血红蛋白中。人体的铁主要来源于食物。由于牛乳的含铁量比人乳更少，所以牛乳喂养的婴儿易发生缺铁性贫血。有些孩子长期以乳类喂养而不添加辅食，大孩子偏食或有某些慢性疾病（如呕吐、腹泻等），均可造成铁的吸收不良，从而发生缺铁性贫血。②另一类是营养性巨幼红细胞贫血。缺乏维生素 B_{12} 可使红细胞停留在幼稚阶段，幼稚的红细胞较正常红细胞要大，寿命较正常红细胞要短，易发生破裂。由于维生素 B_{12} 缺乏，血液中含有较大的红细胞，故又称大细胞性贫血。维生素 B_{12} 来源靠动物食品，牛乳中的含量较人乳中多，故人乳喂养儿易得维生素 B_{12} 缺乏性贫血。婴儿出生时肝脏内储存的维生素量的多少与孕期母体内维生素 B_{12} 含量有关，婴儿每天需要 B_{12} 1 μg，低于此量，即引起缺乏。③还有一类是营养性混合性贫血，为两者都不足所致。

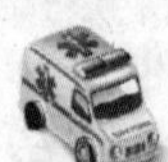

【疾病信号】

孩子患了营养性贫血，主要有以下表现。

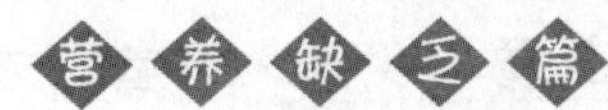

(1)烦躁不安或精神不振　①缺铁性贫血常表现为注意力不集中，学龄儿童可在课堂上乱闹，不停的小动作，理解力降低，反应慢，对周围环境不感兴趣。②维生素 B_{12} 缺乏的贫血，表现为表情呆滞，目光发直，少哭不笑，对周围反应极不灵敏，嗜睡不认亲人，运动功能发育慢或倒退，如原来 5～6 个月已会的动作、语言和表情，到 7～8 个月时反而都不会了。严重的可发展为神经系统器质性病变。③叶酸缺乏性贫血不出现这些神经精神症状。

(2)皮肤黏膜苍白　①缺铁性贫血，常见口唇、口腔黏膜、指甲和手掌明显苍白。②维生素 B_{12} 和叶酸缺乏的贫血，除睑结膜、口唇、指甲等处明显苍白外，还可见皮肤呈蜡黄色，颜面稍显水肿，头发细黄且稀疏。

(3)肝脾肿大　①缺铁性贫血肝脾肿大很少超过中度，可伴淋巴结轻度肿大。②维生素 B_{12} 和叶酸缺乏性贫血，淋巴结肿大不明显，以肝肿大为明显。

(4)食欲减退　①缺铁性贫血常伴有疲乏的症状，年幼儿不爱活动，年长儿可自述无力。②维生素 B_{12} 和叶酸缺乏的贫血常伴有恶心或呕吐，大便稀薄含有少量黏液，无白细胞等异常改变。

出现以上症状，应怀疑有营养缺乏性贫血，要带孩子到医院进一步化验，如血液检查结果表明红细胞数和血红蛋白值均低于正常，具有小细胞低色性、血清铁和运铁蛋白饱和度降低、铁剂治疗效果良好等特点。

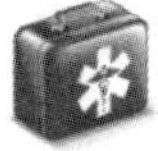

【治疗顾问】

通过检查血中的铁蛋白、维生素 B_{12}、叶酸以及进行做其他血液学化验，医生会根据病情提出合理的治疗措施，相应地补充体内缺少的造血物质。

(1)症状较轻的缺铁性贫血，父母可以进行有针对性的治疗。①对于缺铁性贫血的婴幼儿，加用强化铁饮食，足月儿从 4～6 个月开始(不晚于 6 个月)，在奶中和辅食中加硫酸亚铁，用量每日不低于 1mg/kg。②早产婴儿及低体重儿从 3 个月开始，用量每日 2mg/kg。③年龄较大的患儿可以口服富马酸亚铁，每日 20mg/kg，或硫酸亚铁，每日 30mg/kg，于两餐之间服用，同服维生素 C 以增加铁的吸收。注意不能与牛奶同时服用，因牛奶中含磷较多，影响铁的吸收。待血红蛋白恢复正常后还应继续服用铁剂 2 个月，以利于铁的贮存。

(2)对于口服铁剂不吸收、腹泻严重、红细胞极低或伴有急性感染的患儿，以及缺乏维生素 B_{12} 引起的巨幼红细胞贫血的患儿，必须要由医生诊治，可考虑铁剂注射，如肌注右旋糖酐铁，但应注意注射铁剂可引起疼痛和荨麻疹，须谨慎。患维生素 B_{12} 缺乏性贫血时，可肌肉注射维生素 B_{12} 500 μg，一次即可。叶酸口服剂量为 5mg，每日 3 次，连续数周至临床症状好转、血象恢复正常为止。

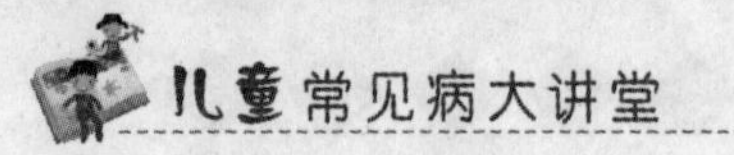

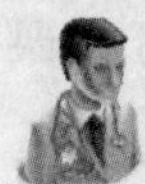

【专家告诉你】

幼儿的饮食要合理搭配，按时添加辅食，避免长时间单纯母乳喂养。动物性食品含有较丰富的铁及维生素 B_{12}，铁的吸收率也较高，可达15%～20%。如动物的肝脏富含各种营养素，是预防营养性贫血的首选食品。每100 g猪肝含铁25mg，且易被人吸收。从婴儿6个月开始就可喂猪肝泥，鸡、鸭肝也是不错的补血食品。各种瘦肉含有不同程度的铁，其吸收率也高，可以做成小儿喜爱的各种菜谱。鸡蛋中蛋黄含有较高的铁，约100 g中含有7 mg铁，尽管吸收率低于肉，但价格便宜，保存方便，营养丰富，易为儿童食用。猪血及鸡、鸭血内有大量的铁，且吸收率达12%，加工便利，可以说是一种价廉物美的补血食品。

新鲜蔬菜和水果吃得少也容易引起贫血。因为蔬菜中富含叶酸，而叶酸的缺乏可引起骨髓里的红细胞发育不成熟，导致释放到血液中的红细胞存活寿命短，而发生营养性贫血。如饭前吃一个西红柿或喝一杯橙汁(维生素C)，就能成倍增加对铁的吸收。

另外，小儿还应多食豆类、菌类、粗粮以及海带、紫菜等食品。豆制品含铁量较高，每100 g黄豆中含铁11 mg，吸收率7%，所以在补血食品中占有重要地位。木耳自古以来是补血的佳品，这是因为100 g木耳中含铁高达185 mg。海带、蘑菇、紫菜、枣、芝麻也是补血的好食品。芝麻酱是极佳的儿童营养食品，每100 g芝麻酱含铁58 mg，同时还含有丰富的钙、磷、蛋白质和脂肪。

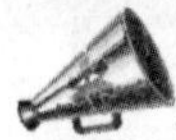

【温馨告知】

孩子患了营养性贫血应注意什么？

(1)适当控制活动量。贫血小儿抗病能力下降，若运动量过大，身体便难以适应。

(2)要注意居室温度，及时增减衣被，严防感冒，避免合并感染以加重病情。

(3) 鼓励母乳喂养。因母乳中铁的吸收利用率较高，应强调及时添加含铁丰富的辅食，以补充铁的不足；牛乳必须经加热处理以减少因过敏而致的肠出血。

(4)婴幼儿所吃谷物、米粉等最好经过铁的强化，对早产儿可于2个月时给予铁剂(元素铁2mg/kg/日)预防。

四、儿童肥胖是一种病

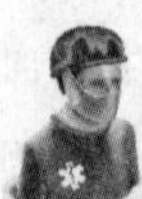

【专家解说】

近年来，随着人们生活水平的不断提高，很多家庭忽视了膳食的营养平衡，甚至误导

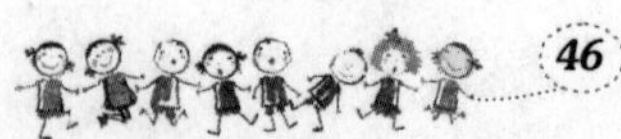

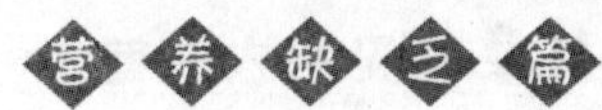

了孩子的饮食习惯。由于家庭结构的变化，人口比例多数为1个孩子、2个父母、4个隔代长辈（爷爷、奶奶、姥姥、姥爷），他们对孩子呵护的程度几乎到了无微不至，尤其是60岁以上的老人。他们的观点是："一定不能饿着，一定要多吃，甚至是越胖越好"。现在儿童超胖的比例已经达到20%，稍胖的比例也有30%，过瘦的儿童不到1%，而这些过瘦的儿童不是因为营养不良造成的，多数有其他的疾病。可见，肥胖症在儿童当中所占的比重较大。造成这些情况的原因，家长因素占主导地位，孩子的责任是次要的。有的家长放任孩子喝甜饮料、吃糖果、点心等甜食，以致引起儿童体重超常者明显增多。据有关资料报道，肥胖儿童人数仍有上升趋势，尤以6～11岁增速最快。这一分布甚广的社会性疾病，值得引起人们的关注。

何为肥胖？肥胖是指身体脂肪的过度堆积，包括脂肪细胞的数量增多或体积增大，或二者兼有。我国儿童肥胖的发生率为3%～7%，儿童肥胖的标准一般指体重超过同性别、同年龄或同身长健康儿平均体重的两个标准差（M±2SD），或体重超过按身长计算的平均体重的20%，即为肥胖。轻度肥胖为20%～29%；中度肥胖为超过30%～49%；重度肥胖为超过50%。能量供给过多可引起儿童肥胖症，儿童能量的摄入需与消耗及正常储存相平衡。

肥胖的原因主要有以下几方面。

（1）过度进食　家长的过度喂养使儿童的进食量远大于其生理需要量。常见的不当喂养行为有：①多喜食油炸或甜食等高能量食物。每天摄入一个冰淇淋会增加500卡热量，一周体重会增加0.45kg。②饮食不规律甚至暴饮暴食。③不吃早餐，中餐及晚餐过量进食。④食物中油腻食物和肉制品多，水果蔬菜少。

（2）运动不足　为了防止意外伤害，家长过度保护儿童，使其户外活动不足或运动量小，经常在室内看电视或玩游戏机（每天看电视3小时，体重增加的危险升高2倍）。多食少动使过多的热能得不到消耗转变成脂肪积存在体内，久而久之造成肥胖，使得肥胖儿童逐渐进入因为肥胖而怠动、不动则多食、多食则更胖的恶性循环中。

（3）遗传因素　父母肥胖，其后代发生肥胖的可能性为80%；父母中一方肥胖，其后代发生肥胖的可能性为40%；父母均不肥胖，其后代发生肥胖的可能性为7%。这除与遗传基因有关外，还有家庭环境因素的作用。

（4）环境因素　有时，不良的生活环境甚至比遗传基因更可怕。在贫困地区，即使儿童带有肥胖基因，因为饮食清淡和活动量大，也不一定出现肥胖。家族性肥胖往往存在着导致肥胖的共同生活方式和饮食习惯。据统计，每年在电视、杂志和广播等媒体上约有一万个垃圾食品广告不断诱惑着儿童。可以这样说，基因批准你肥胖，环境和个体促使甚至决定你肥胖。

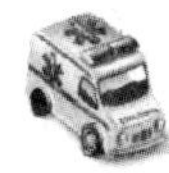

【疾病信号】

儿童肥胖的特征有以下四种。

(1)生理特征　身高标准,体重大于20%,腹围、臀围增加,血压偏高,脉搏偏快,肺活量偏低。

(2)血生化特征　血清甘油三酯升高,血清胆固醇升高,空腹血糖升高。

(3)体态特征　向心性肥胖,脂肪在前胸、背部、腹部、臀部堆积。

(4)行为特征　进食量大,活动量小,嗜睡,应激能力下降。

肥胖对儿童健康的危害可分为生理和心理两个方面。

(1)生理危害　①肥胖儿童易患呼吸道疾病且不易治愈。②有些重度肥胖儿童出现夜间呼吸暂停,严重时导致缺氧和二氧化碳堆积而危及生命。③肥胖儿童的心肺功能降低(肥胖度与心肺功能的降低呈正相关),运动能力和灵活性差(体育成绩无法达标)。心肺功能的降低开始是可逆的,但当肥胖状况持续至出现心室肥大等器质性病变,就难以逆转了。④肥胖儿童大多血压偏高,且肥胖度越高血压越高。⑤肥胖儿童的血脂、血糖亦较高。⑥儿童肥胖如不控制很易发展为成年肥胖。⑦肥胖儿童成年后易患高血压、冠心病、糖尿病、胆结石症、骨关节病、静脉曲张、痛风和某些癌症。⑧处于青春期的重度肥胖的中小学生,体脂肪代谢失调,脑垂体细胞逐渐为脂肪细胞替代,造成性激素分泌紊乱,影响生殖系统发育。成年后男性有可能影响正常的性生活;女性则性发育不良,月经失调,严重者会终生不孕。

(2)心理危害　肥胖带给儿童的心理损伤是长期的,但与生理危害相比,儿童心理损伤未得到应有的重视。①阻碍儿童心理行为和智力潜能的发展,使其心理发育不良。②在幼儿园和学校生活中,经常被伙伴取笑和捉弄,伙伴关系不好,产生孤独和自卑的心理,缺乏自信。③由于体形较大和行动笨拙,在集体活动(演出、运动项目)中往往被排斥。④由于社会习俗和认同方面存在的偏见,肥胖儿童在未来的升学、求职、社交及婚嫁等方面面临着比非肥胖儿童更多的压力和困难,甚至导致其离群索居,对自我价值产生怀疑。

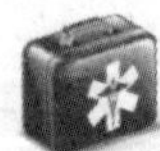

【治疗顾问】

儿童肥胖的治疗至今仍为世界性难题。其防治应以改变不健康的生活方式和习惯为主,从饮食和运动两方面入手。

需特别强调,儿童肥胖的治疗不同于成人。首先,儿童正处于生长发育阶段,任何治疗措施都不应妨碍其生长发育,因此,成人期可用的手术去脂、药物减肥、饥饿疗法等在儿童期是不能使用的。其次,短期快速减重在儿童期也是不提倡的。因为肥胖的形成不是一朝一夕的事。在增肥的过程中,身体各器官已经适应了高体重的状况。短期快速减重一般减去的是身体的水分(体液),而体液的快速丢失,会使体内脏器一时难以适应。另外,快速减重容易出现反弹,使效果难以持久。体重的大起大落,不仅有害健康,还会使肥胖儿童对治疗失去信心。

(1)防治时期　肥胖主要取决于机体脂肪细胞的数量和体积。而脂肪细胞的数量主要取决于母亲孕后期的3个月、生后第1年及11～13岁青春前期三个阶段的积累。如果在这三个阶段过量进食使脂肪细胞数超量生长，过后即便努力减肥也只能使脂肪体积略有缩小，而脂肪细胞数量不会有任何变化。因此，母亲孕后期的3个月不能过度进食。孩子在后两个阶段切忌多食少动，否则容易肥胖且减肥难度大。

由于超重是肥胖的潜在危险和警戒线。因此，从身高标准体重来讲，防治肥胖的最佳时期为超重和轻度肥胖阶段。对超重和轻度肥胖儿童进行早期防治可防胖于未然，减少中、重度肥胖的新增人数，减少肥胖对儿童身心的损害。

防治儿童肥胖，家长的认识至关重要。有时孩子已处于超重甚至轻度肥胖阶段家长仍认为孩子很正常，继续认可孩子不健康的生活模式，并鼓励孩子继续过度进食，放任孩子倦怠不运动，使儿童发展为肥胖或中、重度肥胖。事实上，家长认识的偏差导致许多儿童错过了防治肥胖的最佳时期。因为肥胖在年龄小或轻度时不控制，到了青春期或中、重度肥胖时再想减肥就很困难了，常常是事倍功半。

(2) 治疗方案　①个案治疗：在医生的指导下了解儿童肥胖的危害、原因，医生与儿童及其家长共同商定家庭化的行为疗法。饮食和运动干预是治疗儿童肥胖的两大重要步骤。在婴幼儿时期强调母乳喂养，如小儿确已肥胖应减少热卡摄入代之以果菜。让儿童记录饮食、运动及体会的行为日记。复诊时根据执行情况对方案进行调整。②饮食控制原则：由于儿童不断生长发育的特点，对超重和轻度肥胖儿童可控制饮食(少食或不食高热量、高脂食物，代之以富含蛋白质、维生素、矿物质、膳食纤维素和非精细加工的食物，减慢进食速度)、增加运动和矫正不良习惯，维持体重缓慢增加或不变的原则，这样随着身高的不断增加即可达到恢复正常的目的。

对中、重度肥胖儿童适当限制摄食量，禁食促进肥胖产生的食物。对中度肥胖儿童提倡每月减重(为减少肥胖对儿童身心的危害)0.5～1kg；对重度肥胖合并高血压及现有体重已超过成年预测身高标准体重20%的儿童，每月减2～3kg为宜，在无饥饿感的前提下逐步控制热卡摄入至生理需要量。

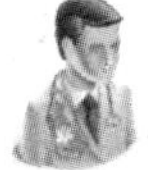

【专家告诉你】

不给肥胖儿童设立可望而不可即的“远大”目标，以提高方案的可行性、有效性和持续性。指导肥胖儿童有的放矢，并较顺利地矫正其不良生活习惯。另外，正常体重的孩子也要注意预防肥胖。

(1)措施　饮食干预包括改变不良的饮食习惯、合理选择食物、减少食物摄入量等。一日三餐的食量要合理分配，早餐吃全天食量的35%，中餐吃全天食量的45%，晚餐吃全天食量的20%。烹调方式以清蒸和凉拌为主，晚餐尤以清淡为宜。

改变进餐顺序，用小碗进食。先摄入低热卡食物，后摄入高热卡食物。饭前先喝汤，先食素菜，再食荤菜，然后再吃主食。放慢进食速度。

不要边看电视边吃饭。餐后尽早刷牙，睡前不再进食。对主食量过大的重度肥胖儿童，应限制主食量。平时不食或少食零食。这种饮食调整方案不会影响儿童的生长发育，当然也不会在短期内出现明显的减肥效果。

(2)食品选择　为了方便起见，有学者将食物分为红灯食品、黄灯食品、绿灯食品三大类。肥胖儿童应尽量不食红灯食品，少食黄灯食品而代之以绿灯食品。

红灯食品：肥肉、黄油、油炸食品、西式快餐、糖果、巧克力、冷饮、甜饮料、甜点心、果仁、土豆、白薯、膨化食品等。

黄灯食品：猪肉、米饭、面食、馅类食品、香蕉、葡萄等。

绿灯食品：牛肉、鱼、蛋、奶、虾、动物肝脏、豆浆、蔬菜、苹果、梨、西瓜、橘子等。

(3)运动干预　肥胖是由于能量的收支不平衡造成的。在进行饮食调整的同时，适量的运动(中等强度、时间较长的耐力运动)是必不可少的，二者是相辅相成的。只控制饮食不运动，减肥速度慢；只运动不控制饮食，可能会越发肥胖。有些肥胖儿童终日慵懒，有些虽爱运动但运动量不足，非但起不到减肥的作用还增加了食欲。

要求肥胖儿童的运动强度应达到运动时脉搏 150 次/分钟左右。这种中等强度的有氧运动以消耗脂肪为宗旨，不会造成肥胖儿童过于疲劳，并可起到抑制食欲的作用(运动强度太大不易坚持，且于健康不利；运动强度过小，能量消耗少，会增加食欲，均达不到降低体重的目的)。在这种强度下需运动 40～60 分钟/天，每周要保障运动 5 天。

运动方式最好选择全身肌肉参加且需要身体移动的运动，如长跑(是消耗热量较好的方式)、爬楼梯、登山、步行、跳绳、踢毽子、骑自行车等。运动时间可安排在下午，因为同样的运动下午较上午消耗的热量要多。这种运动方式在短期内也不会有明显的效果，一般需坚持 2～3 个月，肥胖度才有所下降，估计总的疗程需 1 年以上。

这种通过健康教育、控制饮食、改变生活习惯的个案治疗，有研究表明体重降低者占 80%，在 4 周左右的时间内，肥胖儿童平均减重 3.5kg 左右，且肥胖度也有所降低。

(4)群体干预　随着儿童肥胖发病率的增加，个案治疗已难以控制快速增长的趋势，因此，有必要进行群体干预。个案治疗的一些技巧亦适用于群体干预，所不同的是干预覆盖的对象和场所不同。群体干预对象为幼儿园和学校的儿童和学生，重点为超重和肥胖儿童，其场所为幼儿园和学校。对超重和肥胖儿童的膳食、运动、生理、生化指标进行系统的综合干预。建立防治肥胖因素的人文环境和物质环境，以降低儿童肥胖发病率。有研究表明，群体干预可将肥胖发病率从 16.9% 降至 12.1%，且降低了非肥胖儿童发展为肥胖儿童的危险。

干预措施：①由专业人员在学校开展健康教育、体格检查和卫生指标检测。每 2 个月测一次体重，每 6 个月测一次生化指标。专业人员和卫生、体育老师进行技术指导。②膳食干预的原则为保证蛋白质、维生素、矿物质、膳食纤维素摄入充足，对中、重度肥胖儿童控制脂肪和碳水化合物的摄入，以达到低热量的平衡膳食。肥胖儿童可从四个方面（不吃油炸食物，基本不食纯热量食品，限制进食含糖高的水果及果制品，主食以米饭为主）减少多余热量的摄入，以达到不再由膳食蓄积热量，巩固每日热量摄入和消耗平衡，加大运动量，逐渐消耗以往积存的脂肪，使体重维持现状或下降到正常水平。中、重度肥胖儿童每天少摄入 250～500 千卡热量（举例而言，步行半小时可消耗一袋奶的热量，骑车 20 分钟可消耗两片火腿肠的热量，游泳 20 分钟可消耗半个鸡脯的热量，跑步 6 分钟可消耗一个煎蛋的热量），重度肥胖儿童每月可减重约 3kg。③肥胖儿童写膳食和运动行为日记。④班主任及卫生和体育老师进行督导。

通过上述措施达到个体热量收支基本平衡，个体体重监测曲线平缓或下降，肺活量有所增加，血生化指标控制在正常范围，从而达到树立健康生活模式的目的。

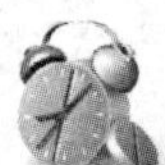

【特别提醒】

无论是增加运动还是减少非生理性进食，肥胖儿童都不愿或难以做到。因此，无论是个案治疗还是群体干预，如若没有家长的支持、参与和表率作用，很难成功。况且肥胖儿童的家庭其生活习惯存在着共同的易导致肥胖的特点，加之儿童减肥后基础代谢率降低，需要进一步消耗热量方能越过减肥平台期。另外，体重降低是儿童及家长最关注的问题，也是儿童和家长最易失去信心和中止治疗的关键所在，要在帮助儿童度过这非常时期的同时，建立起家庭健康的生活模式。

总之，肥胖是日积月累形成的，减重也不可能是一朝一夕的事。减重开始对肥胖儿童固然不是一件容易和愉快的事，但只要持之以恒，就一定会有收获的。

心肺疾病篇

咳嗽是机体的一种保护性机制，它可促使呼吸道内的痰液或者异物排出。引起小孩咳嗽的原因很多，各种病原体入侵后引起鼻咽部、扁桃体、气管、支气管以至肺部的感染，都是孩子咳嗽的常见原因。

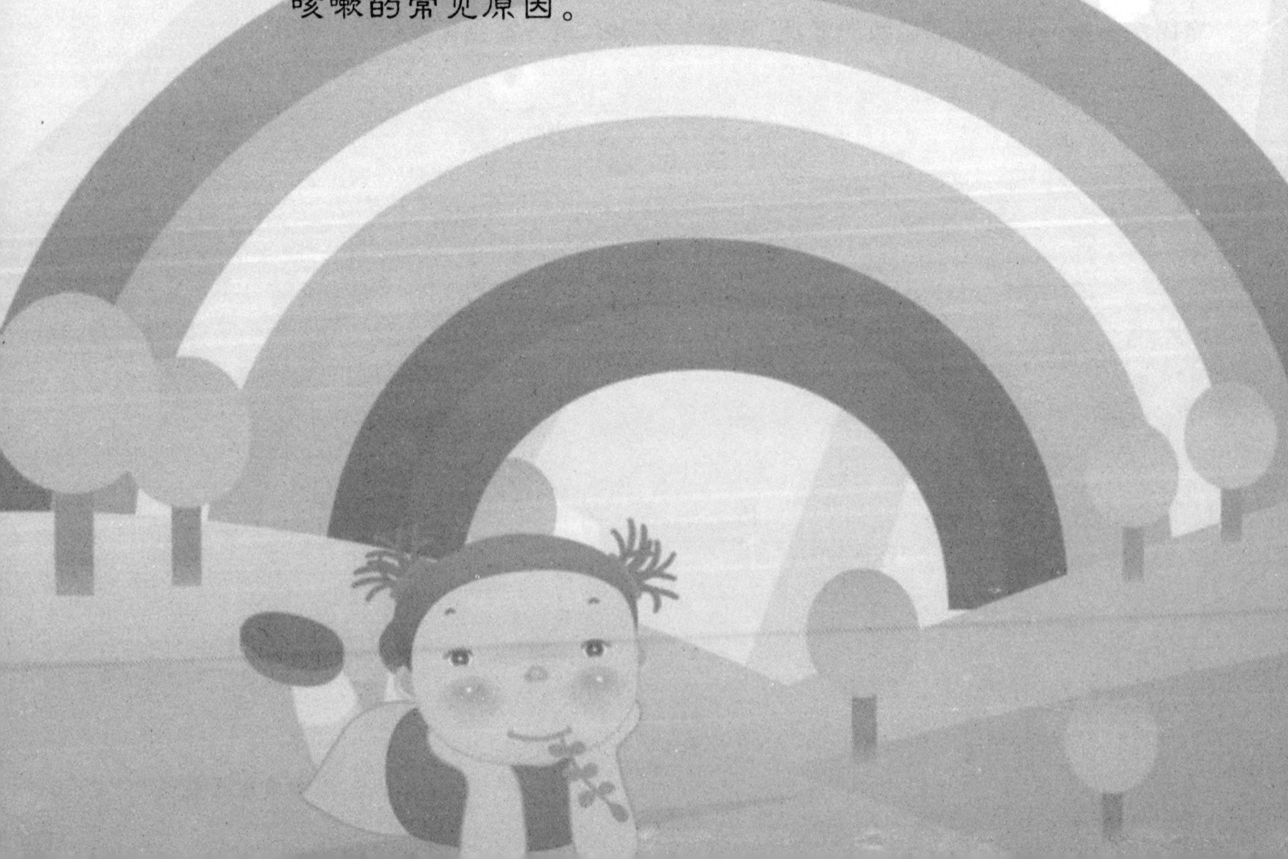

一、心脏畸形——先天性心脏病

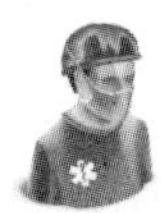

【专家解说】

欧美国家的资料显示，先天性心脏病（先心病）的发病率是0.8％，我国上海市先心病流行病学调查所显示的先心病发病率为0.65％。严重复杂性心脏畸形如果不治疗的话，会给患儿带来很大的影响，30％在生后1个月夭折，60％在1岁以内死亡。先天性心脏病是孩子一出生就有的疾病，它主要是正常的心脏在发育过程中，由于种种原因造成了发育停滞或者不发育，这样就会出现各种心脏病。目前先天性心脏病死亡已经排在新生儿死亡的第一位。先天性心脏病发病的原因还不是十分的清楚，可能是在心脏胚胎发育的关键时期——第2～8周，任何内因（遗传）与外因（环境的变化）影响了心脏胚胎发育，使心脏某一部分发育停顿或发育异常即可造成各种先天性心脏病。内在因素主要与遗传有关，外来因素主要是宫内感染，特别是母亲在怀孕早期3个月内受到病毒的感染（如风疹、巨细胞病毒、腮腺炎、流行性感冒、柯萨奇病毒等）。有人报告在全部先心病畸形中，有病毒感染引起者约占10％，其他如放射线辐射、叶酸缺乏、药物、代谢紊乱性疾病（糖尿病、高钙血症等）及引起胎儿宫内缺氧的慢性疾病都可能与先心病发病有关。

先天性心脏病主要分为两大类：紫绀型及非紫绀型。紫绀型即出生后婴儿口周及四肢末梢出现青紫，尤以哭闹时明显；非紫绀型婴儿早期无症状，往往在查体时发现心脏杂音，经超声波检查后确诊。

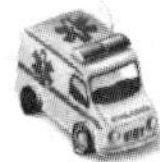

【疾病信号】

为了尽早发现异常，年轻父母应注意以下情况。

(1)如果新生儿出生时体重较轻，早产、临产时有过窒息，经抢救后发现面色青紫或有心脏杂音，应考虑有先天性心脏病的可能。

(2)观察婴儿出生后皮肤是否持续紫绀；孩子是否反复出现神志不清的情况；是否经常感冒，呼吸道、支气管、肺部有无反复感染；喂奶是否困难；平时呼吸是否急促；是否发育迟缓、消瘦、多汗。

(3)严重的先天性心脏病患儿在吃奶、进食、啼哭或排便时，常有发作性缺氧、呼吸困难、青紫加重，甚至出现抽风而失去知觉，严重的患儿可发生突然死亡，这种情况往往发生于孩子出生后三四个月。

(4)患儿稍稍长大一些后，学爬行及端坐的时间比正常孩子晚，独立站立的时间也短，睡眠时喜欢侧卧位，同时胳膊和腿都弯曲着，像一只“大虾”。等年龄再大一些的时候，在跑、跳或游戏时，体力明显不如同龄儿童。有的患儿活动一会儿会感到疲劳，喜欢下蹲片刻再起来活动，而活动一段时间后又得蹲下来休息，医学上称之为“蹲踞现象”。这种姿势可以增加肺活量，有利于减轻心脏负担，改善缺氧状况。有的青紫型先天性心脏病患儿出生时并无青紫，长大后才逐渐出现，同时手指和脚趾的末端增粗呈鼓槌状，称为“杵状指”。

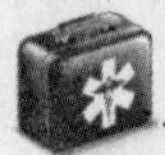

【治疗顾问】

不论是何种表现，一旦出现异常，都应该去医院接受详细检查，包括胸部X线摄片、心电图、超声波心动图等辅助检查，这样才能做出明确的诊断。一般情况下，患有严重先心病的小儿在婴儿期（1岁以内）就可表现出症状，如果到了3岁还未表现出什么症状，那么即使有先心病，也是轻微的。心脏手术既有危险也有很大的希望，至于是否做手术、何时做，请家长一定听从医生的建议。有条件的话应该到专业的心脏病医院进行检查和治疗。目前心血管外科技术发展很快，如果没有严重的并存疾病或严重的手术并发症，手术成功率接近100%，手术后可以与正常人的生活质量相同。但是如果合并肺动脉高压等严重并发症，就可能失掉手术机会或大大降低手术的成功率。因此，掌握恰当的手术时机是非常重要的。

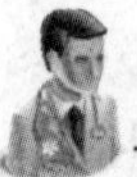

【专家告诉你】

先天性心脏病的病因多是多发性的，所以预防就显得格外重要，在现在大多数病因尚不明了的情况下，预防工作更是要及早开始，力求细致。有专家研究指出，先天性缺陷产生的主要原因是人们自我保健意识不够，所以，预防小儿先天性心脏病应从孕前及孕期开始。孕前保健很重要，想要宝宝的夫妇应该实施严格的预防措施：孕前合理膳食，禁烟限酒，远离有毒、有害物质，适量补充叶酸；女性应在妊娠前适当增加营养，加强体育锻炼，以增强抗病能力；长期接触放射线或接受放射线治疗者，要在脱离放射线半年后再妊娠；经常接触各种农药、化学药物的女性应加强防护措施；不用或少用四环素、磺胺和激素类药物，不用含激素的化妆品。孕期按时进行产检，对胎儿是否患有遗传性疾病和先天缺陷应及时做出诊断。此外，建议糖尿病、癫痫等病患者在医生的指导下决定是否怀孕以及怀孕的时间。

二、危险的病毒性心肌炎

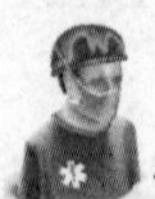

【专家解说】

小儿病毒性心肌炎是冬春季节儿科的常见病，是病毒侵犯心肌，引起心肌功能紊乱的一种疾病，有的可伴有心包或心内膜的炎症。发病之初，常以“感冒”症状为先驱，如发热、咳嗽、咽痛、恶心、呕吐、腹胀、腹痛、腹泻等，经1～3周后，出现一系列心肌炎症状，轻者可无自觉症状，仅有心电图异常。婴幼儿表现为精神萎靡、哭吵、苍白、乏力、多汗及食欲不振等，如哭吵伴面色苍白等呈发作性改变，则有重要诊断价值。年长儿可自诉头晕、胸闷、心悸及心前区不适乃至疼痛。少数病例除上述症状外，可在1～2日内出现心功能不全或突发心源性休克危及生命。近年来该病发生有明显增多趋势。小儿遭受病毒感染的机会很多，如冬春季节感冒流行时，孩子易被传染。但患儿多数是发热、咳嗽、流鼻涕，经过治疗休息，过几天就好了，并不发生心肌炎。如果患了感冒没能及时治疗，或在感染病期间又受到一些不利因素的干扰，如剧烈运动、过度疲劳、细菌感染、营养不足、外伤、接受手术等，那么，步感冒后尘的另一种疾病——病毒性心肌炎就会乘虚而入了。引起心肌炎的病毒有许多种，如柯萨奇病毒、埃可病毒、流感和副流感病毒、腺病毒、疱疹病毒、腮腺炎病毒、鼻病毒等，其中，柯萨奇病毒B组引起的心肌炎最常见。

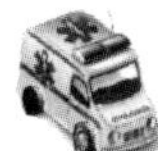

【疾病信号】

病毒性心肌炎的预后与病情轻重有关。年龄小、治疗晚、易复发者预后差，早发现、早诊治是关键。感冒所致病毒性心肌炎有一定的先兆，只要家长细心观察就有可能发现。

一察色，由于病毒侵犯了心肌，影响了心脏的功能，使人体缺氧，孩子发热虽说退了，但脸色总缓不过来，面色灰白，口唇发青、发紫。

二察气，平时孩子精神很好，感冒后“打蔫”，总头昏没劲，动一下就气喘、胸闷、心慌。

三察脉，安静时孩子的脉搏每分钟少于60次或超过120次，或跳几下后出现较长的间隙，这种过慢、过快和不规则的脉搏，都是不正常的现象。

病毒性心肌炎关键在于预防，感冒后一定要注意休息，减少活动，更不要进行剧烈的运动，一旦出现上述用“感冒”不能解释的变化时，应及时去医院检查。到医院后，医生一般要给孩子查血常规、血沉和心肌酶谱，做心电图检查。急性期周围血白细胞总数及中性粒细胞可正常或降低，血沉增快。病程早期血清谷草转氨酶、肌酸磷酸激酶可增高，心电图主要表现为心肌供血不足和各种心律失常。

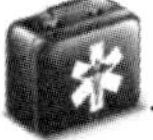

【治疗顾问】

病毒性心肌炎的治疗主要见于以下几方面。

(1)休息　休息是最有效的方法。急性期应卧床休息，尽量保持安静，减轻心脏负荷。一般应休息到体温正常后3～4周。有心力衰竭、心脏扩大者，休息应不少于6个月，须待心力衰竭、心律失常得到控制，心脏恢复正常大小后，再逐渐增加活动量。

(2)促进心肌代谢药物　维生素C (2～4 g)加入葡萄糖40 mL静注，每日1～2次。

辅酶A(50～100单位)、三磷酸腺苷(20～40 g)单用或联合应用。极化液(葡萄糖-胰岛素-氯化钾液)静滴,每日1次,10～15日一疗程。

(3)防治诱因　应严防细菌及病毒感染。

(4)控制心功能不全　应用洋地黄类药物时,注意剂量宜小,总量较一般用量减少1/3～1/2,首次剂量勿超过总量的1/3。

(5)积极控制心律失常。

(6)激素　仅用于重症患儿。

知识链接

1. 心脏出现早搏就表示得了病毒性心肌炎吗?

心脏早搏分为良性和恶性,一般健康人在精神紧张、过度疲劳、吸烟、饮酒、喝浓茶、喝咖啡或消化不良时均可出现早搏。功能性或良性早搏常出现于饭后及安静时,活动后早搏反而减少或消失。但如果是在运动后早搏明显增多,需上医院检查,医生会根据孩子发病前是否有明显发热、感冒、腹泻等病毒感染史及相应的化验和检查,再做出诊断。

2. 心肌酶谱高了就是病毒性心肌炎吗?

一般医院怀疑孩子得了病毒性心肌炎后,都会抽血检查心肌酶谱,尤其是检查肌酸激酶(CK)的心肌同工酶(CK－MB)和血清中心肌肌钙蛋白,因为它能在一定程度上反映心肌受损的情况。但这并不是诊断病毒性心肌炎的唯一依据,医生还会结合临床表现,综合分析。

3. 得了病毒性心肌炎的孩子以后会发展成为慢性心肌炎患者吗?

如果医院已经通过全面的检查明确了孩子的诊断,应了解孩子的病情轻重程度。从全国大批病人的长期随访资料表明,一般经过2～6年的随访,小儿病毒性心肌炎患者中60%经数周或6个月治疗即可痊愈,不到40%经数年后痊愈或好转,只有极少数孩子(2%～3%)在患病过程中出现心脏扩大等重症症状导致死亡。可见,小儿病毒性心肌炎的预后是好的,只有少数遗留后遗症,如早搏、Ⅰ度房室传导阻滞等,而且大多是心肌修复时疤痕组织引起的,预后一般良好,家长不必为之恐惧或担忧。

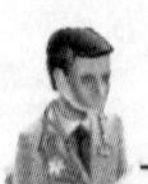

【专家告诉你】

由于病毒性心肌炎多由感冒引起,因此,防治的关键在于对感冒的有效预防和控制。

(1)防止小儿经常患感冒　平时对小儿经常进行日光浴、空气浴、水浴的训练,提高身体的抵抗力;在呼吸道感染流行的冬春季节,不要带孩子去公众场所;家中要经常开窗通风，室内不要有人吸烟；家人如果患了感冒，在打喷嚏、咳嗽时不要对着孩子，用手帕遮掩住；照料孩子或从外面回来要先洗净双手，防止手上沾染的病毒污染宝宝的身体、衣物和用品，由此侵入口鼻；及时按月龄添加各种所需的食物，饮食上注意各种营养均衡，纠正偏食、挑食的不良饮食习惯，以防宝宝患上易引发感冒的贫血、佝偻病等。如果小儿反复感冒，一定要进行全身各系统的详细检查，力争查明原因，以给予针对性治疗。

(2)一旦患感冒应及时进行治疗　小儿一旦患上感冒，应及时服用具有清热解毒作用的中药制剂，如小儿感冒冲剂、板蓝根冲剂等；及时进行对症处理，发热38.5℃以上，可给予退热药物。当感冒后继发细菌感染时应及时使用抗生素。总之，要把感冒症状及时有力地控制住，杜绝发展为病毒性心肌炎。

(3)精心护理患感冒的小儿　感冒的护理十分重要，因为护理得当有助于病情的控制，并大大加快痊愈的时间。因此，不要让孩子活动过多，应限制玩耍时间，发热时最好卧床，以使身体尽快恢复；不要让孩子穿得太多或盖很多被子，以防体温升得过高而使病情加重；给宝宝易消化的清淡食物，多给喝温开水；对发热伴便秘的孩子，可用开塞露进行通便，促使体温尽快下降。

(4)及早发现心肌炎，并有效地进行治疗　为了防患于未然，在小儿感冒后的1～3周内，家长应该留心进行观察，一旦发现孩子有异常情况，便应马上去就医，及早进行有效地治疗。同时，在发病的急性期，绝对要卧床休息，并要保持安静，让被损害的心肌尽快得到恢复。常常发现有的孩子患心肌炎后，由于未能早期诊治和充足休息，结果导致心脏扩大，甚至发生心力衰竭，使治疗和恢复时间明显延长，很难获得痊愈，使得预后情况极为不佳。

通常，患病的小儿必须充分休息3～6个月。有的家长以为孩子没有症状或心电图正常时，就可进行正常活动了，但孩子可能并没有彻底治愈。判断患病孩子是否能进行正常活动，需要去医生那里做“运动试验”，即让患儿运动一段时间后立即做心电图，因为运动后可使心脏的负担加重，由此可判断出心肌的恢复情况。如果运动试验后，心电图依然保持完全正常，才可恢复正常的活动。值得注意的是，孩子患上心肌炎后，更要加强预防呼吸道的反复感染，以防诱发心肌炎频繁发作。

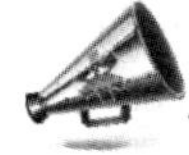

【温馨告知】

得了病毒性心肌炎的孩子该注意些什么？

(1)休息　充分卧床休息，避免婴儿过度哭闹，增加心脏负担。

(2)避免继发感染和重复感染　保持室内空气新鲜，保证适宜的温度和湿度。

(3)饮食注意　吃营养丰富且易消化的食物，初期少吃脂肪类食物，不能一次吃得过饱，可以少量多次。有心力衰竭时要减少盐的摄入量。

(4)有慢性感染病灶应早发现、早治疗　如慢性扁桃体炎，应在心肌炎好转稳定后进行扁桃体切除术。有龋齿者应尽早修补或拔除，避免反复感染。

三、支气管哮喘防与治

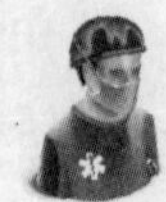

【专家解说】

支气管哮喘又叫哮喘病，是当前威胁公共健康最常见的慢性肺部疾病。它的病理基础是气道慢性变态反应性炎症，以往称过敏性疾病。哮喘可发生于各年龄段，可在婴幼儿时起病，以儿童多发，男孩多于女孩。据统计，我国儿童哮喘的患病率为0.11%～2.03%，男、女病儿患病率分别为1.17%和0.82%，1～6岁发病率最高，多数病儿的起病年龄在3岁以内。该病有明显的遗传倾向，62.2%的病儿有个人过敏史。呼吸道感染是首次发病和复发的第一位原因。支气管哮喘已成为影响儿童入学和身心健康的重要原因。因此，对小儿支气管哮喘的早期诊断、早期治疗非常重要。常见诱因如下。

(1)感染　呼吸道感染是小儿哮喘发作的最主要诱因，主要病原有合胞病毒、腺病毒、流感和副流感病毒、支原体等。

(2)接触过敏源也是哮喘发作的常见诱发因素，如花粉、螨虫、真菌等过敏物质。

(3)接触对气道有刺激的物质　由于患儿气道反应性高，当接触油烟、香烟、特殊气味，或天气变化、冷空气刺激等都可诱发哮喘发作。

(4)有些患儿也可因进食鱼虾、鸡蛋、牛奶、冷饮、甜咸食品、药物(如阿司匹林)等发病。还有的患儿因情绪紧张等精神刺激或过度运动也可诱发哮喘病。

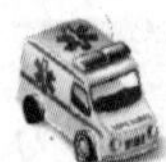

【疾病信号】

不同患儿发作时表现不一，部分患儿在接触过敏源或吸入刺激性气体后突然起病，出现咳嗽、喘息和呼吸困难，多数患儿是在上呼吸道感染基础上出现上述症状。大多在清晨或夜间突然发作，少数患儿渐渐发病，春秋季节更多见，发作时间自数小时到数日不等。常有喷嚏、流涕、鼻痒、喉痒、咳嗽等先兆症状，发作时患儿烦躁不安，不能平卧，呼吸困难，尤以吸气时更为困难，面色苍白，口唇青紫，两侧鼻翼煽动，还可伴有咳嗽、咳痰，一般不发热。肺部可听到哮鸣音，有时不用听诊器也能听到"嘶嘶"的喘息声。部分患儿没有喘息，而仅表现为长期咳嗽，以凌晨或夜间为重，干咳无痰，运动或受冷空气刺激后加重，抗生素治疗无效而平喘药有效，称为咳嗽变异性哮喘。这些患儿诊断较难，极易误诊，如不能得到及时正规治疗，可发展成典型哮喘。

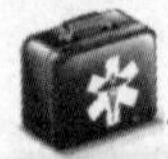

【治疗顾问】

对大多数哮喘患儿，如果不采取积极治疗，病情会越来越重，发作越来越频繁，以至

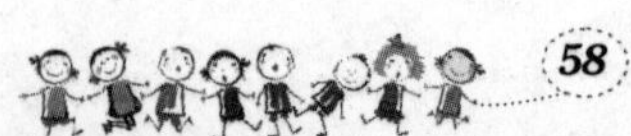

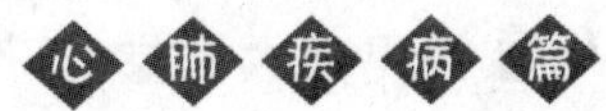

发展为成人哮喘。实际上，得了哮喘并不可怕，由于小儿时期病情处于可逆阶段，如果给予规范化治疗，绝大多数患儿的病情可以得到长期控制，不会影响生长发育。但若不及时给予长期规范化治疗，导致气道重塑、变形，就难以根治。所以非哮喘急性发作期亦应坚持治疗，如果能有效地控制气道炎症，哮喘的发作是可以预防的。

目前，对于哮喘的治疗国际上提倡吸入疗法，因气雾剂直接作用于呼吸道起效快、用药剂量小、副作用少而备受重视。

(1)糖皮质激素　传统上哮喘发作时用氢化可的松、地塞米松等静注，病情好转后用泼尼松口服，但有较多副作用。目前认为，较早吸入激素可以防止哮喘发展成不可逆的气道阻塞，且对儿童发育无影响。可用丙酸倍氯米松(必可酮)、布地奈德(普米克)或氟替卡松(辅舒酮)手控或定量气雾剂。一般在哮喘好发季节前1～2周，气候骤变或罹患上呼吸道感染后立即每日吸入2～4次，每次揿1～2下，一般无副作用，仅有口咽部局部刺激感，故用后要漱口。这种方法给慢性哮喘及激素依赖患儿带来了福音。

(2)支气管扩张剂　①β_2受体激动剂：短效β_2受体激动剂是最有效的支气管扩张剂(沙丁胺醇、特布他林)，现主张有症状时按需吸入，但症状未完全控制时，用作激素吸入的补充治疗，其使用剂量每天少于3～4次，每次2揿(100 μg/揿)。②茶碱类：氨茶碱有一定的抗炎作用并偏向用于夜间发作的哮喘患儿，用茶碱控释片最好。

(3)其他　如果有呼吸道感染存在，则用青霉素、红霉素或头孢菌素等抗菌药物控制感染。如烦躁不安，要及时给予镇静剂。

(4)如果你的孩子得了哮喘病，最好到哮喘门诊治疗。

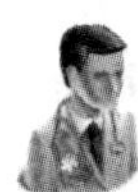
【专家告诉你】

孩子得了哮喘该怎么预防？

(1)首先要在天气变化或寒冷时及时添加衣物，避免受风寒，但同时在室内不要穿得太多，免得一出去内外温差太大，身体不能适应。要特别注意颈部的保暖，最好给孩子穿纯棉织品。

(2)抵抗力较弱的宝宝可以接种肺炎疫苗和流感疫苗。

(3)患哮喘的患儿一般耐力较差，像长跑这样的运动是很难坚持下来的，即使勉强坚持，运动之后的反应和恢复都比正常的孩子要大、要慢。所以，哮喘患儿锻炼时应该选用不太剧烈的活动，如游泳、散步等。而长跑活动量太大，对哮喘患儿来说是很难承受的，最好提前告知老师。北京曾经出现过因为运动量大而造成孩子猝死的悲剧，所以家长要特别注意。

(4)消化道黏膜分泌的免疫球蛋白A能阻断引起变态反应物质的吸收，母乳喂养不仅能补充分泌型免疫球蛋白A，而且能减少牛奶和其他辅食品的添加，从而减轻婴儿发生哮喘的机会。哮喘的宝宝应该吃清淡又有营养的食物，避开食物过敏原(海鲜、河鲜，如鱼、虾、蟹、贝类；动物蛋白，如牛奶、鸡蛋、猪、牛、羊肉等；植物蛋白，如豆制品、芝麻、花生、面粉等，甚至巧克力、西红柿、冷饮等都有可能引起具有特异体质的孩子发作哮喘，有些食物防腐剂和添加剂也可以引起），对明确的食物过敏者则避免接触该类食物。多吃蔬菜、水果（像萝卜、丝瓜、梨、香蕉、枇杷等），保持每日大便通畅。补钙除了可以促进骨骼生长，还具有抗过敏等功能。平时多喝水，不仅补充水分，还能稀释痰液。哮喘的孩子不应多吃过甜、过咸的食物。

（5）对花粉、尘埃、螨引起变态反应者，将变态反应原浸液进行皮肤试验，对阳性者将浸液做皮下注射，浓度从低到高逐渐增加。脱敏疗法一般坚持2～3年，对单一过敏原过敏者疗效较好。已确诊为哮喘者要坚持规律个体化用药，争取哮喘完全控制。规范化的诊疗，尤其是医患双方的密切合作、长期规范管理是提高哮喘控制水平、改善患儿生命质量的重要方法。

四、小儿咳嗽不可小觑

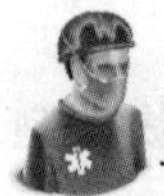

【专家解说】

话说咳嗽与疾病

咳嗽是机体的一种保护性机制，它能促使呼吸道内的痰液或者异物排出。引起小孩咳嗽的原因很多，各种病原体入侵后引起鼻咽部、扁桃体、气管支气管以至肺部的感染，都是小孩咳嗽的常见原因。不同的咳嗽方式，提示不同的疾病。①犬吠样咳嗽或咳声嘶哑：多为喉部疾病引起，最常见的是急性喉炎。②呛咳：孩子吃瓜子、花生之类后发生呛咳，提示异物被吸入呼吸道。③运动后的阵咳：剧烈运动或活动后出现阵咳，要考虑运动诱发的哮喘。④咳嗽伴气急、发热：咳嗽伴气急、发热，甚至鼻翼煽动，则多数为肺炎所致。⑤痉挛性咳嗽：阵发性、痉挛性的咳嗽多见于百日咳，咳嗽常常成串，连续咳十几声或者几十声，接着发出一种特殊的吸气性的吼声。百日咳患儿晚上咳嗽频繁，白天咳嗽较少。⑥伴哮鸣音的咳嗽：多见于支气管哮喘。除咳嗽外，孩子喉咙中发出哮鸣音，多数呼吸急促。

孩子一旦出现咳嗽，父母要观察咳嗽的情况，包括是干咳还是湿咳（有痰）。如果是湿咳，还要观察痰是否容易咳出，咳嗽是白天重还是入睡后重，咳嗽声是否嘶哑，咳嗽与进食是否有关系。同时，还需注意与咳嗽同时存在的症状，如发热、胸痛、喘息等。如果有痰咳出，要观察痰液性状，或收集痰液，就诊时将痰液给医生观察，以助明确诊断。

警惕咳嗽与支气管炎、肺炎

当孩子感冒发热治疗不愈而又出现了咳嗽时，要警惕发生了气管炎。感冒是急性上呼吸道感染，是鼻和咽部的炎症，但如果未得到控制，炎症向下蔓延就可发展为急性气管炎、支气管炎，甚至肺炎。初为刺激性干咳，以后随着病变的发展，支气管内分泌物增多转为带有痰咯声的咳嗽。年龄大些的孩子咯出黄色脓性痰，但婴幼儿不会把痰咯出来，常常咽下而不易观察到。如果小儿虚胖，发热咳嗽后出现了哮喘性呼吸困难，即呼吸增快，有哮喘声，鼻翼随呼吸而煽动，吸气时肋窝加深，那么可能得了哮喘性支气管炎。有的患儿一般先有发热、咳嗽等症状，继之高热持续不退，体温达 39℃ 以上，咳嗽加剧，出现呼吸急促、鼻翼煽动。婴幼儿抵抗力较弱，大多数起病迟缓，发热不高，咳嗽不明显，但常有呛奶、呕吐、烦躁不安、哭闹无力及呼吸困难，此时常常提示患有肺炎。

肺炎对婴幼儿健康威胁很大，如同时伴有营养不良、佝偻病、先天性心脏病则病情更重，治疗困难，死亡率极高。家长应高度警惕以下严重并发症，防患于未然。①心脏损害：常见的有中毒性心肌炎和心力衰竭。若病儿呼吸困难突然加重，烦躁不安或青紫严重，心跳在 160～180 次/分钟以上，应考虑是否有心衰可能。②胃肠损害：轻者表现为食欲减退、呕吐、腹泻，重者可出现呕吐咖啡色样物，甚至便血，如发生中毒性肠麻痹则腹胀明显，还可加重呼吸困难，使缺氧更加严重。③大脑损害：轻度缺氧时表现为烦躁不安或嗜睡，严重的缺氧可导致脑水肿及中毒性脑病，表现为两眼凝视或上翻，神志不清，甚至抽搐、昏迷等生命危险。

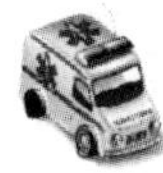

【疾病信号】

当孩子感冒后出现咳嗽加剧、发热不退、呼吸急促、呛奶、烦躁不安、口唇及鼻唇区发青时，家长切莫大意，应及时带孩子去医院诊治，医生肺部听诊可闻及较固定的中、细湿啰音，临床可诊断为支气管肺炎；拍胸片肺部可见散在斑片状阴影，或融合成片状阴影，有肺气肿、肺不张伴发脓胸、脓气胸或肺大泡者则有相应的 X 线改变；血常规检查示细菌性肺炎白细胞总数及中性粒细胞多增加；病毒性肺炎白细胞大多正常或偏低，亦有少数升高者。若延误诊断或病原体致病力强者可引起并发症，如脓胸、脓气胸或肺大泡等。

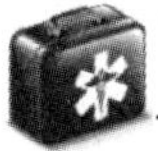

【治疗顾问】

小儿咳嗽治疗包括以下三方面。

(1)抗菌治疗　首选青霉素类或头孢菌素类抗生素。青霉素过敏者或支原体、衣原体肺炎，可静脉注射大环内酯类药物，如红霉素、罗红霉素或阿奇霉素。抗生素一般用至体温恢复正常后 5～7 天，症状、体征消失后 3 天为止。

(2)抗病毒治疗　可选用病毒唑、干扰素等药物。

(3)对症治疗　高热烦躁者给予退热药及镇静剂；咳嗽剧烈、痰多者给予止咳祛痰药物，如沐舒坦、富露施等；呼吸困难、发绀者给氧气吸入；分泌物黏稠、痰不易咳出的可用雾化吸入，必要时吸痰；并发心力衰竭者，宜早用西地兰等洋地黄类药物。以上药物均应按照医嘱应用。

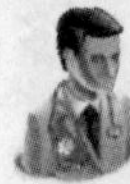

【专家告诉你】

小儿咳嗽如何预防?

(1)不要带宝宝去人多拥挤的公共场所,因为那里的空气中充斥着各种刺激物,如香烟、花粉、尘土等,这些对咳嗽宝宝都是一种有害的刺激。喜欢吸烟的爸爸们也要注意,不要在家里过多吸烟,因为宝宝被动吸烟会对气管造成慢性损害。

(2)室内空气要清新,要经常打开窗户通风,经常打扫房间、晾晒被褥和枕头,桌上、床下的灰尘要经常打扫,因为螨虫往往藏身在地毯、地板和床上,这也是宝宝夜间发生哮喘和咳嗽的原因。打扫卫生的时候应该用湿的抹布和墩布,并且让宝宝避开,以免飞尘引起咳嗽。

(3)咳嗽发作时要注意观察宝宝的情况,以及周围的环境。如旁边是否有灰尘或者花之类容易导致过敏的物质等,以便发现引发宝宝咳嗽的原因。而且在就医的时候,如果能够正确地描述宝宝发病的情况,就能帮助医生及早做出正确的诊断。

(4)感冒和咳嗽关系密切,感冒常常会诱发咳嗽。深秋季节昼夜温差变化大,家长要根据气候的变化,及时给宝宝增减衣服,以免宝宝因感冒而引起咳嗽。再加上冷空气会刺激呼吸道黏膜感受器,从而导致气管痉挛,诱发咳嗽,因此,还要注意不要让宝宝接触冷空气。

(5)带宝宝进行适当的户外活动和体育锻炼,增强宝宝的体质,提高对疾病的抵抗能力和对气候变化的适应能力。运动不宜过量,且要保证充足的睡眠。因此,不要让宝宝剧烈运动或者大喊大叫,要让宝宝保持愉快的情绪,不能太过紧张。

(6)咳嗽宝宝最好不要穿动物毛皮的衣服,慎用易过敏的药物,以免接触过敏源而引起咳嗽。

(7)注意加强营养,让宝宝多吃含有蛋白质、维生素和微量元素的食物,如瘦肉、豆制品和水果等。不要给宝宝吃过咸、过甜、过腻的食物,可以多给宝宝吃一些含镁的食物,如海带、核桃、花生和绿叶蔬菜等,还要让宝宝多吃一些水果。

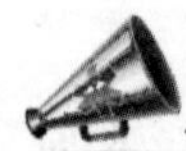

【温馨告知】

咳嗽的小儿要注意多喂温开水,可使痰液稀薄,经常更换体位,促使其分泌物易于排出。婴儿在剧烈咳嗽时最好将其抱起,使上身呈45°的角度,同时用手轻轻拍背,使黏附在气管上的分泌物得以松动,利于咳出。夜间咳嗽厉害可稍抬枕头,减少患儿胃食道反流对咽喉部刺激。保持空气温度、湿度和洁净度十分重要。室温最好保持20℃~26℃左右,定时通风;室内湿度50%~70%,利于痰液稀释而咳出,空气太干燥,痰液粘在气管壁上不易排出。同时要加强小儿营养。

血液篇

如果小儿无诱因的出血或轻微外伤后出血不止，常反复发作，持续时间较长，出血部位以皮肤、黏膜为主，家长应仔细检查孩子的全身，尤其是下肢和受压部位皮肤。

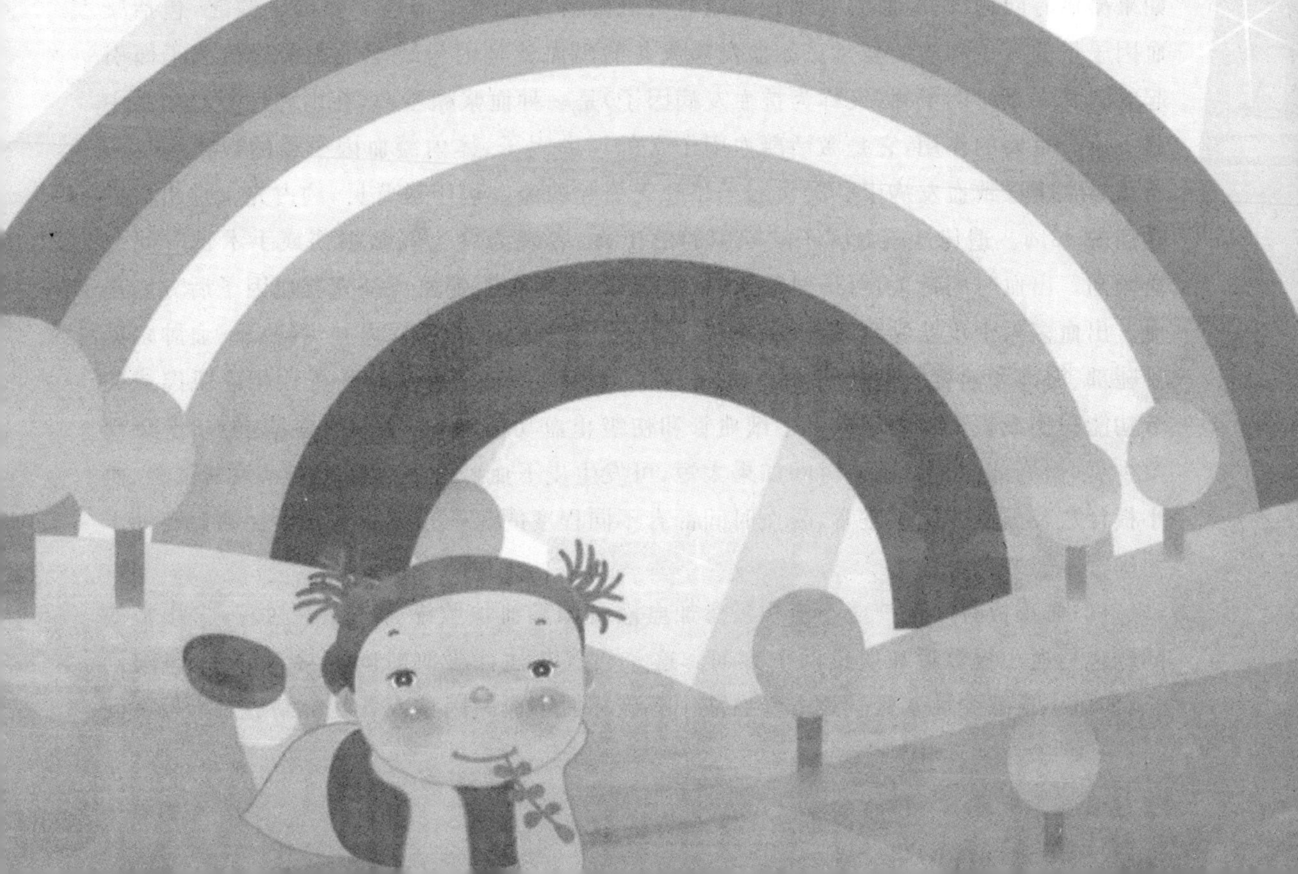

一、与家长说说凝血因子Ⅷ与血小板

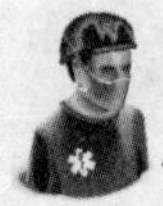

【专家解说】

出血是儿童较为常见的症状,发现宝宝出现鼻出血或皮肤上的出血点,往往会引起家长的恐慌,出血有时的确与一些疾病有关,应该重视。日常生活中,有些孩子轻微磕碰后会形成大块瘀斑,过一段时间后瘀斑自然消失;有时刷牙会牙龈出血,甚至没有明确原因皮肤会出现出血点,这些异常现象为什么会出现呢?这就要了解出血性疾病的常见原因。

血液在人体的血管内流动着,血液主要由血细胞和血浆组成,血细胞主要包括白细胞(主要负责抵御外来细菌、病毒等的侵犯)、红细胞(主要携带氧气)、血小板(保证机体正常的凝血功能);血浆中存在着12种凝血因子,其中血小板和血管壁、凝血因子共同维护出、凝血功能的平衡,任何一方发生异常都会发生出血性疾病,血小板增多则容易引起血栓形成。如果小儿特别容易出血,常常要考虑以下几种可能。

(1)凝血功能有问题　在正常情况下,磕磕碰碰总是难免的,只要不是大血管损伤,依靠机体本身的血液凝固生理功能,凝固的血块堵住小血管的破裂处,即可制止出血。如果凝血有问题,则凝血时间延长。凝血机制障碍多见于遗传性凝血因子缺乏,包括凝血因子量的减少和质的异常。如血友病病儿的出血就是因为缺少了一些凝血因子而引起的。其中凝血因子Ⅷ(又称为抗血友病因子)是一种血浆糖蛋白,在内源性凝血体系中起了十分重要的作用,它是激活凝血因子Ⅸ的辅助因子,体内凝血因子Ⅷ的数量不足或质量异常将导致血友病甲。凝血因子Ⅷ缺乏引起的血友病甲最常见,约占先天性出血性疾病的85%。遗传性凝血因子缺陷引起的出血,表现为终生轻微损伤或手术长时间出血倾向。出血时间持久,可历时数小时、数天或数周,多需输血或补充凝血因子后方能止血。出血多见于皮肤黏膜,但以深部肌肉及关节自发性或外伤后血肿为特点。血肿多见于腿部、臀部和前臂肌肉及膝、踝、肘、髋等关节。同一部位反复血肿可致相应肌肉或关节功能损伤或丧失。由于患者毛细血管和初级止血功能均正常,因而皮肤瘀点、瘀斑现象少见,但局部穿刺后压迫时间如果太短,可发生皮下血肿。实验室检查示束臂试验、血小板计数及出血时间多正常,凝血时间都有不同程度的延长。凝血因子活性测定有助于明确诊断。

(2)血小板有问题　血小板积极参加血液凝固和血块收缩等一系列过程,血小板的问题包括血小板数量和质量两个方面。这一类病儿往往凝血时间正常,但出血时间延长,如血小板减少性紫癜就是由于血液中有破坏血小板的因素或者骨髓制造血小板有问题，使血小板减少而引起出血。有了一定数量的血小板后还要有一定的质量，否则仍然起不到止血作用。

(3)血管的因素　血管破裂后，即刻的反应是血管收缩。如果血管收缩不良，或者血管的脆性增加，轻微的损伤便会引起血管破裂。如果血管的通透性增加，也可使红细胞渗出而致出血，这一类病儿的出血时间、凝血时间都很正常，但是毛细血管脆性试验阳性，过敏性紫癜引起的出血便是例子。

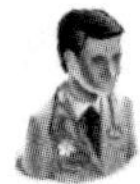

【专家告诉你】

如果小儿无诱因的出血或轻微外伤后出血不止，常反复发作，持续时间较长，出血部位可广泛，也可局限，以皮肤、黏膜常为主要发生部位，家长应仔细检查孩子的全身，尤其是下肢和受压部位皮肤。皮肤瘀点与充血性皮疹的区别在于，瘀点用手指按压后不会褪色，而充血性皮疹会瞬时地褪为正常肤色。发现孩子有出血倾向，应及时去医院就诊，配合医生的检查，以便及早诊断。

二、认识几种小儿常见的血液病

1. 有遗传的血友病

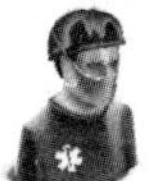

【专家解说】

血友病是一组遗传性凝血活酶生成障碍的出血性疾病，具有自发出血，或轻微损伤、小手术后出血不止的特点。血友病病因分类如下。

(1)血友病甲　缺乏因子Ⅷ(抗血友病球蛋白，AHG)，又名抗血友病球蛋白缺乏症。

(2)血友病乙　缺乏因子Ⅸ(血浆凝血活酶成分，PTC)，又名 PTC 缺乏症。

(3)血友病丙　缺乏因子Ⅺ(血浆凝血活酶前质，PTA)，又名 PTA 缺乏症。

血友病是一种遗传性疾病。血友病甲和乙有典型遗传规律，属性联隐性遗传，与位于Ⅹ染色体上的一个基因有关。血友病丙为常染色体隐性遗传。

血友病甲和乙是由女性遗传而主要为男性发病，即女性携带患病基因并不发病，她所生男孩才发病。血友病丙则男、女均可患病。

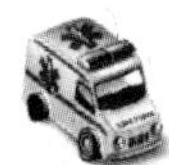

【疾病信号】

出血是本病的主要表现，一般发病越早病情越重。重型常因轻微损伤出血，轻症者

只在严重外伤时发生出血，一般止血药不能止血，常以输血奏效。关节的活动也可引起关节内出血，多次反复的关节内出血，可导致关节的挛缩，失去运动功能，造成患者丧失劳动力。本病的皮肤出血表现为青斑或血肿，而无出血点，血肿在吸收过程中可摸到硬结。若为外伤出血，往往伤口不大，但出血不止。肌肉或关节反复出血也是本病常见的症状，关节长期出血可致畸形。严重出血者应注意出血性休克的早期迹象。内脏出血以胃肠道多见。血友病甲出血较重；血友病乙次之；血友病丙较轻，且少见关节、肌肉出血。血友病甲和血友病乙出血严重程度与所含 AHG 及 PTC 缺乏程度相平行，而血友病丙与 PTA 含量不成正比。正常人 AHG 含量为 60%～158%，当患儿含量低至 1%～5% 时，轻微损伤即可发生严重出血；AHG 含量为 5%～20%，无自发出血或关节出血，损伤及手术时可大出血。

如果有损伤后或小手术后出血不止的情况，要及时就医，以便及时检查排除血友病。

医生主要靠实验室检查确定诊断，常见的实验检查有以下几种。

(1)血常规　贫血程度与出血成正比。

(2)出血常规　凝血时间延长，血小板、出血时间及血块收缩正常，束臂试验阴性。

(3)其他凝血检查　凝血活酶原时间正常，血清凝血酶原时间缩短，白陶土部分凝血活酶时间延长，凝血活酶生成试验不良，Ⅷ因子相关抗原降低，Ⅷ因子活性下降。

(4)血友病甲、乙、丙的鉴别　依靠纠正试验，详见表 3。

表 3　血友病甲、乙、丙鉴别

	甲	乙	丙
患者血浆＋正常人血浆	纠正	纠正	纠正
患者血浆＋正常人血清	不纠正	纠正	纠正
患者血浆＋硫酸钡吸附血浆	纠正	不纠正	纠正

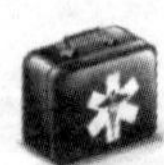

【治疗顾问】

血友病的治疗原则与方法。

(1)必须手术时先输血。

(2)对有出血者的治疗　①限制活动。②局部止血：可用凝血酶或新鲜血浆滴在创面上加压包扎。③关节出血：将关节固定、冷敷，出血停止后热敷或理疗。出血严重者可在输大量因子后，抽出关节积血。反复关节出血者，应保持功能位。发生畸形者可在输因子Ⅷ的基础上做矫形手术。④输血、血浆或浓缩因子。

(3)药物治疗　①肾上腺皮质激素：能减少出血，加速出血吸收，可于出血时短期足量应用，不宜长期使用。②花生米衣：有缩短凝血时间、减少出血的作用。口服片剂为血宁片，需长期服用。

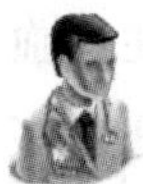

【专家告诉你】

避免外伤，限制活动，这是最好的预防出血的办法。加强营养，应吃高蛋白、高维生素饮食。如有出血倾向，应按贫血饮食给予，注意蛋白质及铁元素的供给。维生素C是血管壁的黏合剂，缺乏时血管壁的通透性增强，容易发生出血，包括血友病在内的出血性疾病患者，一定要多吃蔬菜、水果，必要时补充维生素C药片。

给父母的建议：一旦孩子被诊断为血友病，父母就要注意防止或减少其出血现象的发生。选择柔软的玩具。如果在学步期间总是摔伤则可给衣服加厚。从很小的时候就告诉患儿及其兄弟姐妹和小伙伴有关血友病的情况。父母应该鼓励他们通过和其他孩子的玩耍而正常成长。遵守当地的疫苗接种计划，但要记住，注射必须采用皮下注射而不能深入至肌肉，注射后应该压迫5分钟。强烈建议接种乙肝疫苗，因为一些血液制品仍会传播这种病毒，同时也推荐接种甲肝疫苗。坚持刷牙和看牙医可以防止烂牙和牙龈疾病，因为被忽视的牙齿感染后牙龈会出血。保持身体健康，积极、有规律的锻炼计划是非常有益的。强壮的肌肉可以支撑关节以减少出血次数。在那些不能轻易得到血制品的地区，这点尤为重要。像游泳、骑车和步行这样的对关节压力很小的运动还是非常适宜的，但许多其他运动也是可以参加的。应该禁止参加一些接触性的体育运动，如拳击、橄榄球等，因这些运动存在着头部或颈部受伤的危险性。

知识链接

为实现对血友病病人的全面治疗，欧美国家通过建立“血友病中心”来管理病人，中心内有血液科、整形外科、遗传学、心理学等各科医生，还包括社会工作者、专业护士，除了进行家庭治疗、遗传咨询、产前诊断外，通过中心管理，可降低血友病病人伤残的发生率，使他们保持健康的心理状态，参与正常的社会生活。

2. 谈癌色变的白血病

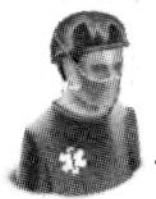

【专家解说】

白血病是人们常说的血癌，是一种影响白细胞的癌症。白血病为小儿常见的恶性肿瘤（占第一位），尽管少见，但十分危险。患有白血病时，如果不治疗，常会迅速恶化。它不同于其他的癌症，在身体的某一特定部位出现和扩散，白血病可迅速地影响整个机体，因它是涉及血液的疾病，是由于造血干细胞增殖分化异常而引起的恶性增殖性疾病。它不仅影响骨髓及整个造血系统，并浸入身体其他器官。临床上分为急性淋巴细胞性白血病（ALL）及急性非淋巴细胞性白血病（ANLL），小儿以急性淋巴细胞性白血病更为多见。

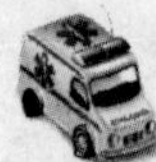

【疾病信号】

出现不规则的发热、面色苍白、疲乏无力、牙龈出血或鼻出血时，应考虑是否患了白血病。儿童白血病在早期有以下七大表现。

(1)发热　这是儿童白血病最常见的首发症状，可以是低热，不规则发热，持续高热或弛张热，暂时性热退时常大汗淋漓，低热常伴盗汗。发热的原因包括肿瘤性发热和感染性发热。

(2)出血　出血是不可忽视的一个症状。主要表现为鼻黏膜、口腔、齿龈及皮肤出血，严重者内脏、颅内出血，也往往是造成患儿的死因。

(3)贫血　常于早期表现的症状。表现为面色、皮肤黏膜苍白，软弱无力，气促，心悸，颜面浮肿等，这些症状呈进行性加重。

(4)骨关节疼痛及骨骼病变　可为首发症状，表现为持续性并阵发性加剧的骨关节疼痛或肿痛，活动受限，多见于腕、肘、肩、膝、踝、髋等关节处，常被误诊为风湿病、类风湿性关节炎或骨髓炎。

(5)肝、脾、淋巴结肿大　急性淋巴细胞性白血病，肝、脾、淋巴结肿大较为显着，慢性粒细胞性白血病则脾肿大更为明显。

(6)白血病细胞浸润中枢神经系统　可发生脑膜白血病，患儿出现头痛、恶心、呕吐，甚至惊厥、昏迷。其他如皮肤、软组织、腮腺、纵隔淋巴结、睾丸等器官浸润也可出现相应症状。有以上任何一条都要及时上医院就医检查。

(7)血化验检查数据的异常改变　白细胞计数可增高、正常或降低，血涂片可见原始及幼稚细胞，血红蛋白和血小板大多降低。最后确诊小儿白血病的必需项目是骨髓涂片骨髓象异常表现。

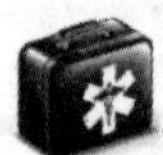

【治疗顾问】

确诊白血病后，要对其进行分类及分型，以便制定化疗方案及判断预后。化疗期间注意营养，加强支持疗法，预防感染；化疗间歇期定期到医院复诊。白血病患儿需要精心护理，预防感染。治疗包括化疗、放疗和骨髓移植。

(1)药物治疗　分为两个阶段：第一阶段旨在杀死所有的异常白细胞，此后正常的骨髓可以再次生长产生正常的白细胞；第二阶段较缓和，以维持这种状态，孩子可大部分时间在家中接受治疗。

(2)放射治疗　放射线有时可用于抑制细胞的繁殖，经过准确断定剂量的放射线将

只影响异常的白细胞，这些细胞比正常细胞更容易受到放射线的作用。所有的急性淋巴细胞性白血病患儿，现在都给予常规的脑和脊髓的放射治疗，以减少白血病细胞侵入神经系统的潜在危险性。

(3)骨髓移植　骨髓移植在某些类型的白血病治疗中是一种相对较新的进展。先用化疗控制白血病，再导出骨髓，经过适当地处理净化，使残有的白血病细胞得到清除，放置液氮中保存，最后将保存的骨髓输入，重建正常的造血功能。

骨髓移植作为一种新治疗方法，虽然还有一些问题有待解决，但已给千万名身患白血病的患者带来了希望。

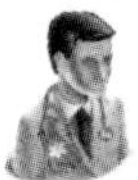

【专家告诉你】

儿童白血病具有两个特点：一是恶性程度高，病情发展迅速，大多是急性；二是对化学药物治疗十分敏感，癌细胞容易杀死。再加上我国采用骨髓移植治疗白血病取得了很大的进展，特别是20世纪80年代以来，小儿急性白血病尤其是ALL已成为可以治愈的恶性肿瘤，也是当今疗效最好、治愈率最高的恶性肿瘤性疾病之一。小儿ALL的完全缓解(CR)率可达95%以上，5年以上持续完全缓解(CCR)率可达70%～80%；ANLL的CR率亦可达80%左右，5年以上CCR率可达40%～50%。本病全年均可发病，但春季和秋季各有一个高峰。治疗效果欠佳的重病人应进行骨髓移植，或自体外周血造血干细胞移植，可使病情持续完全缓解，生存期延长。经过多年实践，我国对儿童急性白血病的治疗已形成一套有效的方法。经过正规治疗，90%以上的患儿可以获得完全的缓解，再经过2～3年的巩固治疗，80%的患儿可以获得根治，因此，千万不要随意放弃治疗。

根据目前的认识，本病尚不属于遗传性疾病，但在家族史中可有多发恶性肿瘤的情况。少数病儿有其他的先天性异常，诸如唐氏综合征、先天性心脏病等。发病年龄以3～10岁为多见，男孩略多于女孩。本病病因未明，但多与某些化学物质、物理射线有关，近来又发现与机体对某些病毒感染所致的特殊反应有关。白血病的发病因素如下。

(1)食品污染　如某些食品不符合卫生标准，瓜果蔬菜残留农药。

(2)装修污染　现已证实，装修材料中的苯及其他一些有害气体与白血病发病相关。

(3)水源和大气污染。

(4)滥用药物。

(5)遗传缺陷　孕妇与有害物质接触，如不适当地接受药物治疗、放射检查、营养摄入不充分等。

因此，预防白血病应当从起居饮食做起：孕妇和儿童要尽量远离有害环境，提倡吃符合卫生标准的食物，在装修住宅时要选择对人体无害的装修材料，并在充分开窗通风后再入住等，尤其要注意在医生指导下用药。

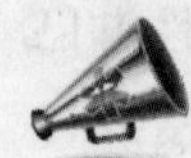

【温馨告知】

如果孩子出现以下情况，应及时到医院检查治疗，听从医生劝告进行骨髓检查。

(1)不明原因的发热，用抗生素治疗无效。

(2)面色苍白、贫血、有出血倾向(如牙龈、鼻腔出血或皮下有出血点)。

(3)局部有包块或颌下、颈下、腋下、腹股沟有淋巴结肿大。

(4)不思饮食，日渐消瘦。

(5)肝脾肿大或上腹部有肿块。

(6)有视力障碍、斜视或眼球向外突出等。

(7)血液检查白细胞异常增高或过低，或伴有红细胞、血红蛋白及血小板减少等。

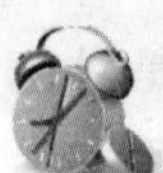

【特别提醒】

患了白血病，不要乱投医。白血病虽然是一种造血组织的恶性疾病，但由于医学技术的发展，已使白血病成为可治的病。通过积极的化疗、放疗、骨髓或外周血干细胞移植、生物反应调节剂应用等联合治疗手段，已能使半数以上的患者达到延长生存期，少数患者还能得到痊愈。治疗白血病是一个漫长的过程，需要坚持治疗才能治愈，有一些家长在治疗中不认真配合医生治疗，随意中断治疗，酿成大错。如有一个小患者经化疗后很快缓解，家长就不带孩子继续强化治疗，听信江湖郎中的吹嘘，服用“祖传秘方”，结果小患者的病情很快复发，最后回天乏术，受到了惨痛的教训。

在此，我们提醒家长：一旦发现小孩患了某一类型的白血病，千万要保持镇静。尽管白血病属于血液系统的恶性疾病，但医学发展至今，此恶性病已非绝症。此时应与医生合作，积极配合治疗。轻易放弃生命或有病乱投医，迷信什么“偏方”而耽误治疗均是不可取的。

3. 特发性血小板减少性紫癜

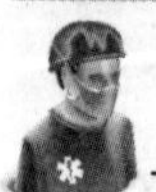

【专家解说】

目前认为，血小板减少性紫癜是一种自身免疫性疾病，好发于儿童及青壮年，分为特发性与继发性两类。特发性血小板减少性紫癜(ITP)是儿童常见的出血性疾病，病因不清，一般病前1周常有急性上呼吸道感染或其他诱发因素，如病毒感染或新近预防接种史等。血循环中可存在血小板抗体(如血小板相关抗体PAIg)，致使血小板破坏增加，血小板计数减少，也称免疫性血小板减少性紫癜。

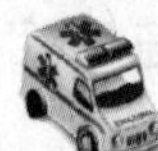

【疾病信号】

临床上，白血病可分为急性与慢性两种，儿童多属急性型。

(1)急性型　多见于2～5岁小儿，起病急，出血倾向明显，有前驱感染者较多，病程在6个月以内。表现为皮肤黏膜自发性出血，皮肤出血呈大小不等的瘀点、瘀斑，分布不均，以四肢为多。鼻衄、牙龈出血也很常见，亦可有消化道、泌尿道出血，眼结合膜下出血，少数视网膜出血。一般无发热，无肝、脾、淋巴结肿大。当血小板小于50×10^9/L时有自发性出血，当小于20×10^9/L时出血明显，当小于10×10^9/L时出血严重。本病有自限性，出血症状多在起病2周内好转，但血小板数可仍较低。糖皮质激素治疗效果好，约80%的病儿在1个月内恢复正常，6个月内完全治愈，不需糖皮质激素维持。急性型ITP在儿童中约占80%，预后好。少数病儿初期有颅内出血或其他内脏严重出血，可危及生命，一旦发生，则预后不良。

(2)慢性型　多见于学龄期前后儿童，女多于男，起病较缓慢，出血倾向相对较轻，前驱感染者不明显，病程超过6个月。可有持续性出血或反复发作，有的表现为局部的出血倾向，如反复鼻出血。瘀点及瘀斑可发生在任何部位的皮肤与黏膜，但以四肢远端较多。可有消化道及泌尿道出血。外伤后也可出现深部血肿，感染时症状加重。糖皮质激素治疗效果差或者依赖。一般认为血小板持续减少或病情反复超过6个月为慢性型。慢性型由其本身的致病因素决定，不是由于急性型治疗不当转化而来。约70%病儿最终在脾切除后得到缓解。

(3)特发性血小板减少性紫癜实验室检查　当血小板小于100×10^9/L，急性型血小板减少明显，部分血小板体积较大，出血量多时可有红细胞、血红蛋白降低，网织红细胞升高，白细胞计数及分类多正常，骨髓涂片巨核细胞正常或增多；慢性型巨核细胞增多明显，有成熟障碍，释放血小板的巨核细胞减少，血小板相关抗原增高(PAIgG、PAIgM、PAIgA等均可增高)，以PAIgG增高最多见，血小板相关补体(PAC3)增多，血小板寿命测定缩短。

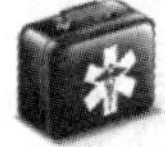

【治疗顾问】

患儿应适当限制活动，避免外伤；有或疑有感染时，酌情使用抗生素；避免应用影响血小板功能的药物，如阿司匹林等。治疗首先要止血，可局部止血或使用止血敏等止血药物。当血小板小于10×10^9/L时，严重出血者或有危及生命的出血需紧急处理者，可补充新鲜血液及血小板，输注浓缩血小板制剂，每次0.2～0.25U/kg，静滴，隔日1次，至出血减轻，血小板达安全水平(大于30×10^9/L)。同时给予肾上腺皮质激素或丙种球蛋白，可以提高疗效。先静脉点滴氢化可的松，待症状控制后，改用泼尼松口服，视病情逐渐减量，疗程一般不超过4周。如果反复严重出血，各种治疗方法不能奏效者，可考虑给患儿行脾切除手术。

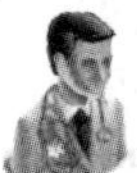

【专家告诉你】

本病最常遇到的麻烦是鼻出血，因此家长应学会鼻出血的护理。

(1)体位　鼻出血时不要让孩子仰卧。因为仰卧时血会从咽后壁流入食道及胃，不久就会从胃再呕出，这样就掩盖了鼻出血的真相，误认为已不出血，实际上并未真正止血。

(2)压迫止血法　因为鼻出血的部位大部分是在鼻中隔的前下方，用手指将鼻翼向中隔处挤压，可使出血部位受到压迫。压迫止血大约只需要 2～3 分钟。有些家长用纸卷、棉花乱塞，这不但起不到止血作用，而且不干净的纸卷及棉花还会引起炎症。

(3)预防鼻出血　北方气候干燥，特别是冬春季风多，孩子娇嫩的鼻黏膜很容易由于干燥破裂出血。经常鼻出血的孩子，应治疗有关疾病，还要在干燥季节用涂油的办法预防鼻出血，即用石蜡油、甘油等以棉签涂鼻腔，尤其是鼻中隔部位，这是预防鼻出血的最好方法。

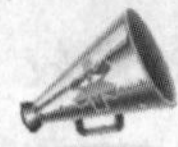

【温馨告知】

小儿如有流鼻血、牙龈渗血、皮肤出血，应立即到医院检查。一旦发现血小板减少，最好住院进一步检查及系统治疗。门诊治疗的病人必须按医生嘱咐去做，以免发生严重出血危及小儿生命，注意点如下。

(1)要限制活动，最好卧床休息，避免外伤。

(2)吃容易消化的食物，干的、硬的、带刺食物不要吃，以免损伤黏膜引起出血。

(3)避免应用阿司匹林、潘生丁等药物。

(4)注意预防病毒感染(如感冒)，以免使好转的病情再度加重。

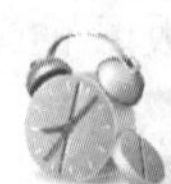

【特别提醒】

饮食疗法在家庭中也很重要。花生米红皮对血小板减少性紫癜有益，患儿可多吃不去红皮的花生米，还可吃红枣、核桃。某些儿童可因食蛋、鸡、牛奶引起鼻出血，这是由于机体对某种食物发生过敏，增加了血管的渗透性及脆性，故此类儿童应避免食用这些食物。

三、发现皮肤紫癜要警惕

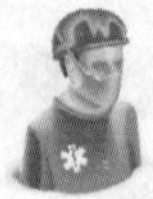

【专家解说】

紫癜是血液渗出血管外，在皮下、黏膜下出血的总称。紫癜是血液系统疾病中常见的主要体征之一。除了血液病外，其他系统的许多疾病也可以出现紫癜，其发病因素较多,发病机理也很复杂。

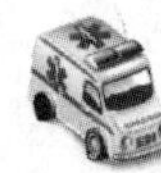

【疾病信号】

紫癜的主要体征为皮肤黏膜因出血而形成红色或暗红色的斑点,一般不高出皮面,压之不褪色,其出现紫癜的广泛程度与出血面积视病情而异。一般将直径不超过 2mm 的称瘀点,直径 3～5mm 者称为紫癜,直径 5mm 以上者称为瘀斑,片状出血并伴有皮肤显著隆起者称为血肿。紫癜新发生时,一般小的瘀点多呈红色,而瘀斑常呈紫红色,1～2 天后瘀斑开始呈紫蓝色,继而变为灰蓝色和淡黄色,以后逐渐消失,皮肤颜色恢复正常,一般不留痕迹。这种情况会在皮肤的不同部位,分批持续出现,所以在同一个患者身上,既可看到初发的新斑,又可看到尚未吸收的陈旧斑。

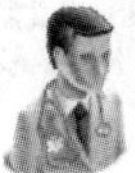

【专家告诉你】

皮肤紫癜是许多疾病及不同出血原因的共同表现,因此,其性质、部位、伴随症状也有很大差别。在无外伤情况下,小儿经常反复的出现紫癜时应考虑以下几类疾病。

(1)严重感染性疾病　如流行性脑膜炎、球菌脑膜炎败血症、溶血性金黄色葡萄球菌脓毒败血症、猩红热、亚急性细菌性心内膜炎、粟粒型结核病等。由于感染中毒使毛细血管的通透性增加,出现异常的凝血状态,纤维蛋白溶解、溶化,出血,可以出现紫癜。

(2)血小板数量减少或质量异常性疾病　如突发性或继发性血小板减少性紫癜、血小板衰弱症、再生障碍性贫血、各型急性白血病等,这些疾病使血小板生成不足,破坏过多,因而造成血小板减少,影响凝血机制,出现紫癜。

(3)毛细血管壁渗透性增加　如过敏性紫癜、坏血病(维生素 C 缺乏症)、新生儿败血病等疾病,红细胞及血浆可从毛细血管壁渗出,发生出血性皮疹,形成紫癜。

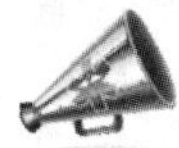

【温馨告知】

血小板减少性紫癜是比较常见的疾病。患儿平时宜多食花生(包括花生衣)、红枣、核桃、桂圆、扁豆、茄子等。部分宝宝可能因食鱼、虾、蛋、鸡、牛奶等食物引起过敏性紫癜,应当避免食用这类过敏食物。生病期间,忌食油腻生冷食物,忌食“发物”。食疗药膳治疗小儿紫癜,能使大部分患儿血小板量回升。常食的有猪蹄汤、扁豆红枣汤、花生煲大蒜、桂圆鹌鹑蛋等。

结缔组织篇

结缔组织病是以疏松结缔组织黏液样、水肿及纤维蛋白样变性为病理基础的一组疾病。与儿童相关的结缔组织病主要有川崎病、类风湿和风湿热。

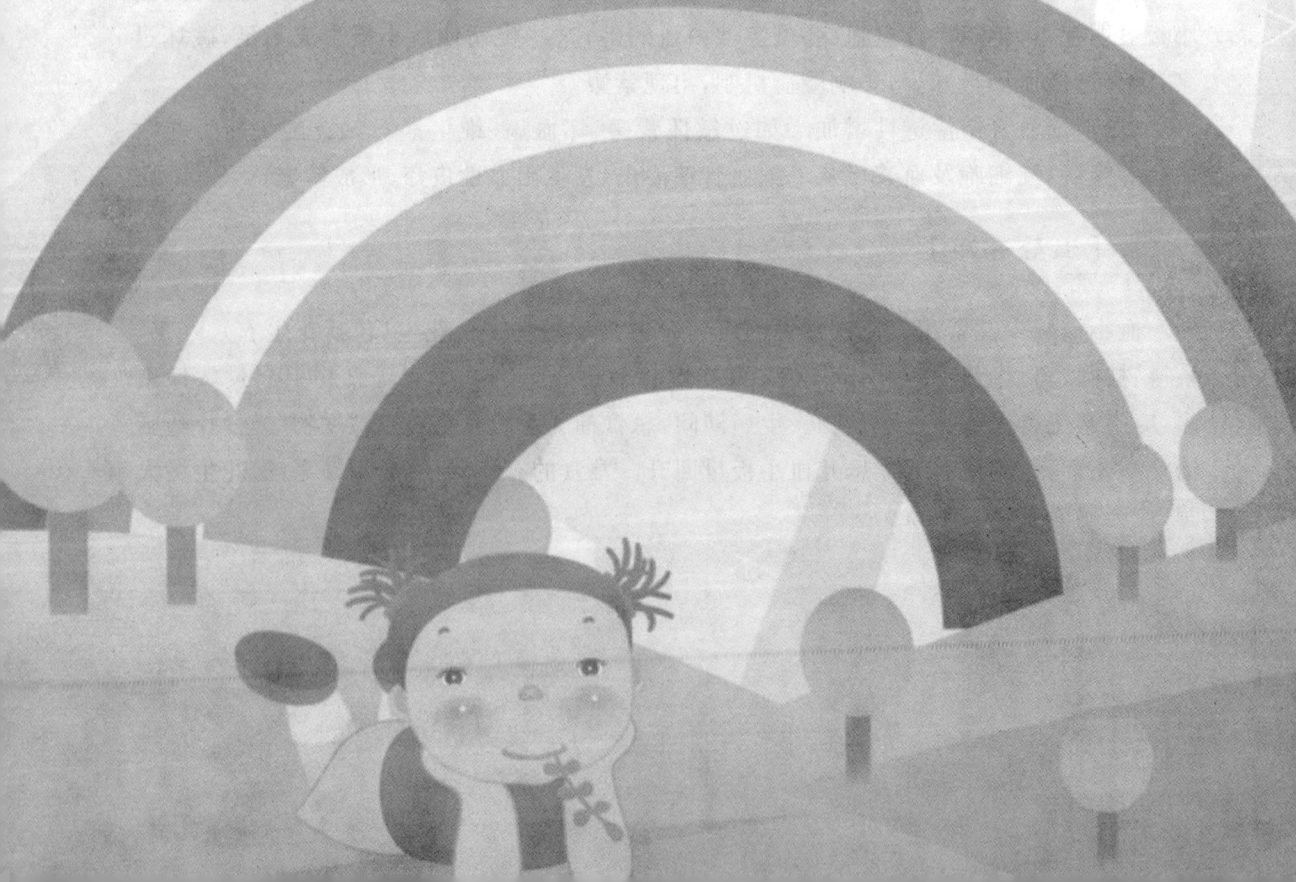

一、话说川崎病——皮肤黏膜淋巴结综合征

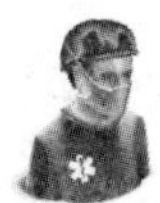

【专家解说】

这是一种会使心脏冠状动脉发生病变的疾病。从20世纪60代中后期开始，日本出现了一种奇特的怪病，患者几乎都是咿呀学语的幼儿，当时这种病的死亡率在5%以上，因此引起了人们的恐慌。日本的川崎富作医生1967年首先报告了此病，因此，这种病就被称为“川崎病”。此后，世界各地均有报道。近年来发病率有增多的趋势。

川崎病又名急性发热性皮肤黏膜淋巴结综合征，是一种病因不明的全身性血管炎，绝大多数患者为4岁以内的儿童，目前病死率为0.25%左右。由于该病的临床表现与感冒或上呼吸道感染的早期症状类似，因此，常常被误诊而延误治疗，对此应引起高度重视。

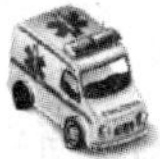

【疾病信号】

根据儿童川崎病临床表现，持续发热5天以上，具备下列5项临床表现中的4项即可确定诊断：①双侧结膜充血，非化脓性；②躯干尤其会阴部多形性红斑；③口唇发红皲裂，草莓样舌，口腔及咽部黏膜弥漫性充血；④急性期手掌与足底充血、硬结性水肿，恢复期指、趾端膜状脱皮；⑤急性非化脓性颈部淋巴结肿大。

有些患儿在发病第10日，当皮疹、发热和其他急性期症状开始消退时发生心肌炎，出现面色苍白、发绀、乏力、胸闷、心前区痛等症状。经心电图等检查，约50%的病人可发现心脏损害，包括急性心肌炎、心包炎、心律失常和心力衰竭。发生冠状动脉瘤或扩张者，可无临床表现，少数可有心肌梗死的症状。冠状动脉损害多发生在病程2～4周，血管彩色B超检查发现有冠状动脉瘤或冠状动脉扩张存在即为本病的重要依据。血常规检查急性期白细胞增高、轻度贫血，在患病的第2～3周血小板增多、血沉增快，其他表现有主要累及大关节的关节炎或关节肿痛、中耳炎、肺炎、无菌性脑膜炎、腹痛腹泻等，少见的表现有肝炎、胆囊水肿、肠麻痹及肠出血、胸腔积液、肛周皮肤潮红、脱皮等。决定本病预后的因素是心血管，尤其冠状动脉受累后进展，冠状动脉瘤是严重危险合并病。经治疗后大约一半病人的冠状动脉瘤可自行消退；10%～20%病人的冠状动脉病经1～2年后可消退；3%的病人可致冠状动脉狭窄而引起缺血性心肌病，因血小板数值高要用抗凝治疗至血小板正常值。

本病病因至今未明，可能与感染及宿主特异性免疫反应有关。其死亡原因是心肌炎、心力衰竭、冠状动脉破裂、缺血性心肌病。

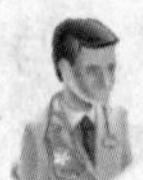

【治疗顾问】

目前治疗川崎病的主要方法如下。

(1)急性发热期可用阿司匹林30～100mg/kg，分3～4次口服，热退后减至3～5mg/kg，1次顿服，连续6～8周。阿司匹林能防止冠状动脉血栓形成。

(2)发生冠状动脉瘤的高危病人，在应用阿司匹林的同时，最好在发病10天内(但并非超过10病日治疗完全无效)给予大剂量静脉用丙种球蛋白每日1g/kg，连续使用2日。与单用阿司匹林相比，丙种球蛋白能显著减轻冠状动脉病变。

(3)晚期冠状动脉受累者、合并冠状动脉狭窄或闭塞者可进行冠状动脉成形术外科治疗。

(4)根据不同患儿，每3～6个月应进行一次心脏超声检查。

【专家告诉你】

日常生活、运动应视症状加以调整，心脏以外脏器症状的发生也有可能，但重点还是在冠状动脉的变化。现在可利用超声波检查从初期做追踪调查，要是没有什么明显的变化，以后便不再需要担心了，动脉瘤也大多可以顺利得到医治。日常生活、运动等范围，则必须依照症状是否有变化来决定，即使曾经被诊断出是川崎病，也不能永远对运动和预防接种加以限制。

二、幼年类风湿让人愁

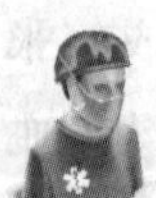

【专家解说】

幼年类风湿病是16岁以下最常见的风湿性疾病，以对称性关节肿痛和晨僵为特征，可有高热及全身多系统(包括关节、皮肤、肌肉、肝、脾、淋巴结、肺和心脏)的受累，又称幼年类风湿性关节炎。有反复发作倾向，小部分病儿可遗留个别关节畸形和功能障碍，也是小儿致盲的原因之一。

本病病因至今不完全明了，一般认为与变态反应以及自身免疫有关，可能与病毒、支原体或其他病原的持续感染有关。

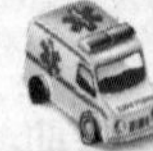

【疾病信号】

根据起病最初半年的临床表现将本病分为三型，即全身型、多关节炎型和少关节炎型。

(1)全身型(又称斯蒂尔病)　约占幼年类风湿关节炎的20%。可发生于儿童期任何年龄,5岁以前略多见,无明显性别差异。起病急骤,以发热、皮疹、关节痛或关节炎伴肝脾肿大、淋巴结肿大为其特征,部分患儿可有胸膜炎、心包炎、神经系统病变。发热常为高热,体温每日波动于36℃～41℃之间,骤升骤降,高热时可伴寒战、乏力、食欲减退,热退后患儿嬉戏如常。发热可持续数周至数月,自然缓解后常复发。皮疹常伴发热出现,随体温下降而隐退。皮疹呈现多形性,为麻疹样或荨麻疹样,可散在或融合成片,可见于身体任何部位,但以胸部和四肢近端为多见。80%以上患儿有关节痛和关节炎,发病关节多少不一,常在发热时加剧,热退后减轻或缓解。关节肿痛可以游走,以膝关节最早和最易受累。关节症状既可首发,也可在发热数周乃至数年后才出现。半数以上有不同程度的肌肉酸痛,可为全身性,或以腓肠肌(小腿肚)为主。实验室检查可有血沉、C反应蛋白、白细胞增高,类风湿因子阳性率低。

(2)多关节炎型　约占幼年类风湿关节炎的40%。特点为慢性对称性关节炎,受累关节达5个或5个以上,女孩发病多于男孩。多见于年长儿童,致残性高。先累及肘、腕、膝、踝大关节,逐渐累及小关节,以指间关节、掌指关节和跖趾关节最明显,表现为关节肿痛、活动受限伴晨僵。全身症状轻,常有乏力、厌食、低热、体重下降等。约10%的患儿类风湿因子阳性。

(3)少关节炎型　约占幼年类风湿关节炎的40%。受累关节为4个或4个以下。膝、踝或肘等大关节为多发部位,常为非对称性。少关节炎型又可分为两型,①Ⅰ型:多于6岁以前发病,女孩多见。虽有反复发作的慢性关节炎,但不严重,较少发生关节畸形和功能障碍。约20%的患儿可发展成多关节炎。20%～30%的患儿在起病10年内发生慢性虹膜睫状体炎,是引起失明的重要原因。②Ⅱ型:男孩多见,好发于8岁以后。关节病变常限于下肢大关节,如膝、踝、髋关节。患儿常有足跟疼痛及跟腱炎。部分患儿出现急性自限性虹膜睫状体炎,但很少造成视力障碍。一些患儿16岁以后出现强直性脊柱炎。约75%患儿HLA-B27(人类白细胞抗原B27)阳性,而类风湿因子阴性。

小儿类风湿病与成人慢性类风湿性关节炎之间仍存在着较多的差别。如小儿类风湿病有较多的全身表现(弛张热,皮疹,肝脾淋巴结肿大,白细胞总数明显增多等),而关节病变较轻,偶有并发虹膜睫状体炎、心包炎、颈椎受累等症;另一方面小儿皮下结节比较少见,类风湿因子阳性率较低。如患如有长期持续的对称性多关节炎,并以小关节为主,最后导致关节畸形的典型症状。小儿以全身型多见,特别是幼儿可只有发热而无明显关节症状,易被误诊。故如有长期间歇性发热,一过性多形性皮疹,肝脾淋巴结肿大,白细胞总数增高,而又找不到感染病灶者应考虑本病。若发现患儿晨起有关节僵硬,多活动后症状减轻现象,更可帮助诊断。应进一步做有关实验室检查及骨关节X线检查以求确诊。

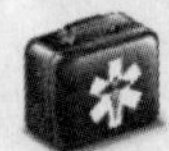【治疗顾问】

采用综合治疗，药物可选阿司匹林、萘普生等非甾体类抗炎药及激素、免疫抑制剂等，配合理疗、体疗等。

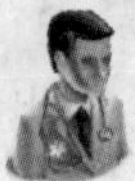【专家告诉你】

得了幼年类见湿病应注意什么？

(1)适当加强体育锻炼以加快血液循环，减少局部血液和炎性物质淤滞。

(2)注意个人卫生和生活规律，出汗后不要立即用凉水冲洗和吹电扇，久坐的人要适当运动。

(3)适当加强营养，多吃含蛋白高的、易消化的热性事物(鱼、蛋、羊肉)。

(4)患有其他疾病时，可同时加用治疗其他病的药物，时间要适当错开 30～60 分钟。

(5)不要有病乱投医、乱用药，要在医生指导下用药，坚持按疗程治疗，不要随意停药。

三、危害极大的小儿风湿热

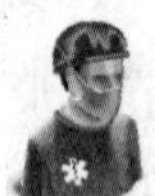【专家解说】

风湿热是小儿时期结缔组织的非化脓性疾病，常累及血管、皮肤、浆膜、脑、心脏及关节等，特别是诱发心肌炎后可留有永久性的瓣膜病变，临床易反复发作，对小儿危害极大，必须引起足够的重视。风湿热侵犯心脏的主要病变是累及心脏瓣膜，二尖瓣、主动脉瓣受损多见。急性期瓣膜增生肿胀，内皮细胞膜受损，表面粗糙，胶原纤维外露，血小板、纤维蛋白可形成灰白色粟粒状的赘生物，发生心内膜炎。当炎症消退或复发时，瓣膜因大量纤维组织增生与收缩而变硬、变厚，产生粘连和缩短，导致瓣膜狭窄及关闭不全。发生心肌炎，心肌间质小血管形成风湿小体，晚期有瘢痕形成，常易发生心功能不全危及生命。

对风湿热的病因及机理至今尚不十分明了。多数学者认为，病儿在患病前的 1～4 周内曾有咽炎、扁桃体炎、上呼吸道感染等 A 组 B 型溶血性链球菌感染的病史。感染的细菌不直接侵犯身体结缔组织，而是经机体自身免疫反应致病，临床以 5～15 岁的小儿多见。

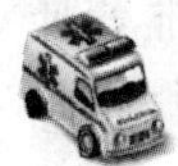

【疾病信号】

初起常表现为不规则发热、面色苍白、精神不振、腹痛、多汗，继而出现游走性的大关节肿痛，活动受限，躯干、四肢处可见红色斑疹，呈不规则环状，高出皮肤，称环形红斑。在肘、腕、膝、踝关节的伸面可出现皮下小结。患病后，多有不随意、不自主、不规则的动作，称为舞蹈病。严重的病例常侵犯心脏，心肌、心内膜、心包均可累及，临床上以心肌炎及心内膜炎多见，三者均累及时称全心炎。心脏的风湿损害，如能及时治疗可治愈。而心脏受累，如风湿活动频繁复发，则易发展为慢性风湿性瓣膜病。少数病儿则可出现胸痛、心包摩擦音，常提示患儿感染了风湿性心包炎，但较少见。一旦发现小儿有上述表现，应尽早去医院检查以明确诊断。

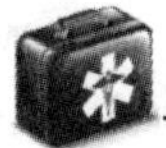

【治疗顾问】

迄今风湿热尚无特异性的诊断方法，临床上沿用修订 Jones 诊断标准，主要依靠临床表现，辅以实验室检查。如具有两项主要表现，或一项主要表现加两项次要表现，并有先前链球菌感染的证据，则可诊断为风湿热。风湿热活动期应让患儿卧床休息，给予易消化的蛋白质、维生素类食物，并连续使用足够的青霉素 10～14 天，按时服用抗风湿药，常用的药物有水杨酸制剂和糖皮质激素两类。对无心肌炎的患者不必使用糖皮质激素，水杨酸制剂对急性关节炎疗效确切。伴有心衰时及早采用强心剂等综合治疗。抗风湿药物对舞蹈症无效，舞蹈症患者应尽量安置于安静的环境中，避免刺激。病情严重者可使用镇静剂如鲁米那、地西泮（安定）等，亦可用氟哌啶醇 1mg 加安坦 1mg，每日 2 次服用，可较快控制症状。当患儿一切恢复正常时，仍要继续观察患儿病情变化。如临床再次发生扁桃体炎、咽炎等感染时，应迅速使用抗生素、激素或抗风湿药物，以防病情复发和反跳，避免心脏进一步受累。

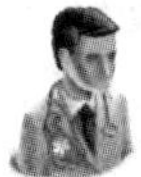

【专家告诉你】

小儿风湿热如何预防？

（1）预防初次风湿热　①防止上呼吸道感染，注意居住卫生，经常参加体育锻炼，提高健康水平。②对猩红热、急性扁桃体炎、咽炎、中耳炎和淋巴结炎等急性链球菌感染，应早期予以积极彻底的抗生素治疗，以青霉素为首选，对青霉素过敏者可选用红霉素。③慢性扁桃体炎反复急性发作者（每年发作 2 次以上），应手术摘除扁桃体，手术前 1 天至手术后 3 天用青霉素预防感染。扁桃体摘除后，仍发生溶血性链球菌咽炎应及时治疗。④在封闭的集体人群中（军营、学校、幼儿园等）应重视早期预防、早期发现和早期诊断链球菌感染，建立必要的保健制度，可消除链球菌感染流行，大大减少风湿热的发病率。

(2)预防风湿热复发　已患过风湿热的病人，应积极预防链球菌感染。一般推荐使用苄星青霉素(长效西林)120万单位，每月肌肉注射一次。对青霉素过敏者可用磺胺嘧啶或磺胺异恶唑，儿童每天0.25～0.5g，成人每天0.5～1.0g，分次口服。一般认为，预防用药期限18岁以下的风湿热患者必须持续预防用药；超过18岁且无心脏受累的风湿热患者，从风湿热末次发作起至少维持预防用药5年；已有心脏受累的风湿热患者，再次感染链球菌后极易引起风湿活动，并且容易发作心肌炎，所以须严格预防治疗。研究表明，预防用药水平与链球菌感染患者的比例成反比，无预防或不规则预防用药组链球菌感染比例较完全预防用药组高3倍。尤为值得注意的是，无预防或不规则预防用药组风湿活动发作患者的比例较完全预防用药组高10倍，即使不规则预防用药亦有一定的效果。

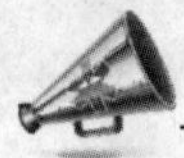

【温馨告知】

急性风湿热初次发作，75%患者在6周恢复，至12周90%的患者恢复，仅5%的患者风湿活动持续超过6个月。风湿活动时间较长的患者往往有严重而顽固的心肌炎或舞蹈症。复发常在再次链球菌感染后出现，初次发病后5年内约有20%病人可复发，第二个五年的复发率为10%，第三个五年的复发率为5%。急性风湿热的预后取决于心脏病变的严重程度、复发次数及治疗措施。严重心肌炎、复发次数频繁、治疗不当或不及时者，可死于重度或顽固性心力衰竭、亚急性感染性心内膜炎，或形成慢性风湿性心瓣膜病。

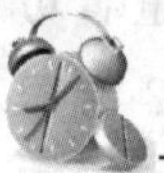

【特别提醒】

风湿热的预防，关键在于控制和预防链球菌感染，即初发的预防和复发的预防。抗生素中，青霉素为链球菌的杀菌剂，且不产生耐药性，一直作为预防风湿热的首选药物。长效青霉素120万单位，肌内注射，每4周注射1次。对青霉素过敏者，以红霉素0.25g口服，每日2次；或磺胺嘧啶0.5g口服，每日2次，在应用中要密切观察白细胞，注意白细胞减少症发生。儿童病儿预防最少不短于5年或者至18岁。另应坚持每3～6个月门诊随访一次，检查预防工作是否正规进行，酌情复查血沉、抗链球菌溶血素“O”(ASO)、C-反应蛋白等实验室检查，及X线胸片、超声心动图等特殊检查，及时发现复发可能，及时治疗。风湿热是一种可以预防的疾病，其与链球菌的关系十分密切，因此，防止链球菌感染的流行是预防风湿热的一项最重要的环节。

肠胃篇

腹泻既是一种病，也是机体保护自身的方法。腹泻会将胃肠道的细菌、病毒排出体外，减少机体对毒素的吸收，保护机体。腹泻时一定不能禁食，相反，要鼓励孩子进食，可少量多次。只有在孩子频繁呕吐时需要禁食，同时需要到医院吊针补液。

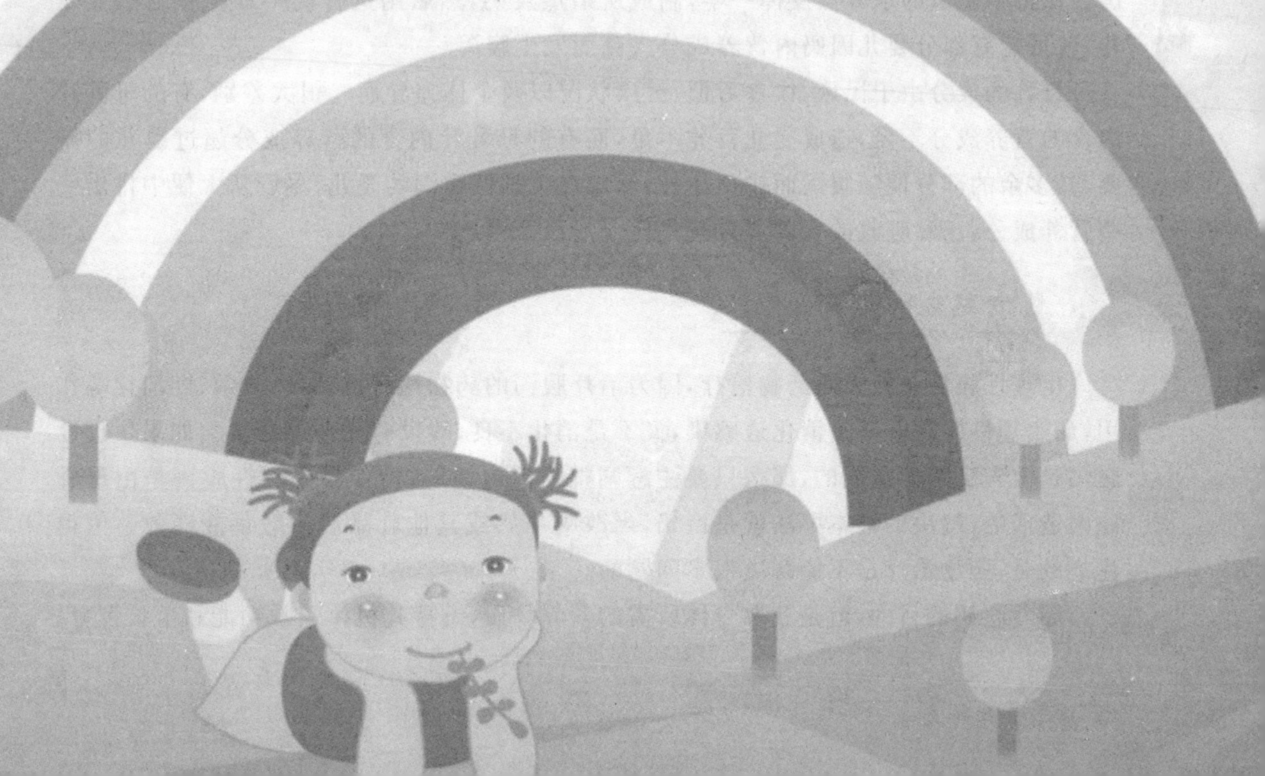

一、话说小儿腹泻

1. 无需药物治疗的生理性腹泻

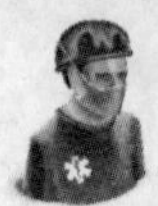

【专家解说】

在儿科，常常见到这样一些宝宝：生下没几天就开始腹泻，每天大便稀薄，呈黄色或黄绿色，少则几次，多则十几次，时间长达几个月甚至半年。为此，家长们怕腹泻影响宝宝的健康，于是抱着宝宝到处看病求医。尽管药吃了不少，可孩子还是照样腹泻，唯一值得庆幸的是，孩子虽然腹泻了这么长时间，但吃得还蛮好，人也不见瘦下去。那么，这些宝宝究竟得了什么病呢？

这种病在医学上称“生理性腹泻”。生理性腹泻是指某些母乳内所含的某种营养成分超过婴儿的需要，而婴儿的消化能力还没有发育健全而引起的腹泻。生理性腹泻多见于6个月以下的婴儿，其外观虚胖，常有湿疹，出生后不久即腹泻，每天大便次数多，甚至十几次，每次大便量不一定很多，其中含少量水分，一般没有特殊腥臭味。生理性腹泻的婴儿除大便次数增多外，多无其他症状，食欲好，无呕吐，生长发育不受影响，添加辅食后大便即逐渐转为正常。

婴儿的消化能力有一定的限度，如果给婴儿吃的食物超过其承受能力，就会发生腹泻。如将牛奶里的水分蒸发掉一半，制成所谓蒸发奶，然后用这种奶不加稀释地喂养婴儿，就可能有部分婴儿因奶内营养成分太高而发生腹泻。

母乳的成分由于民族、饮食习惯、健康状况以及个体差异而有很大差别，有的母乳汁内含的营养成分不足，造成婴儿营养不足，而有的母乳汁内含的营养成分超过婴儿的需要，其多余的部分便随腹泻而排出体外，所以患生理性腹泻的婴儿，尽管从大便中排出一些营养成分，已经吸收的营养成分还是比一般孩子多。

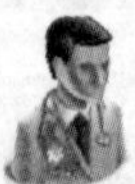

【专家告诉你】

生理性腹泻患儿无需药物治疗，因为治疗腹泻的药物均有抗感染、收敛、助消化等作用，而生理性腹泻既不是消化道感染，又不是消化不良，故没有用药的必要。如果生理性腹泻是由人工喂养造成的，那么只要注意调整喂养习惯即可；如果生理性腹泻是由母乳原因造成的，解决的根本办法就是换奶，当改喝牛奶或其他乳品后一般都能奏效。值得注意的是，药物治疗是不能解决根本问题的。

婴儿吃奶的目的，就是获取身体所需的营养物质，维持其机体正常功能和生长发育。

排便的意义在于，既保证营养，又能排除消化道内的废物。既然生理性腹泻并不影响婴儿的生长发育，所以完全可以不必因为大便次数多而舍弃母乳，改换牛乳或其他乳制品，也不必使用止泻药物。随着宝宝的渐渐长大，消化功能的健全，并添加了粥、面、鱼、菜泥等辅食，孩子的大便会逐渐转为正常的。

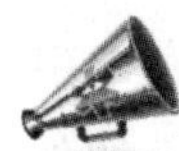

【温馨告知】

对生理性腹泻婴儿应加强护理，及时换尿布，用温水清洗臀部及会阴部，并用软膏涂抹，否则就有可能引起臀部皮肤发红，甚至局部感染。此外，对生理性腹泻婴儿，应警惕在此基础上发生病理性腹泻。如果大便次数突然增加，大便内水分增多，有臭味，就很可能有其他因素加重了腹泻，此时应该寻找原因，去除造成腹泻的新因素，积极给予治疗，直到恢复平时状况为止。

2. 病毒引起的秋季腹泻

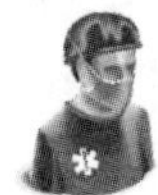

【专家解说】

小儿秋季腹泻是因其在秋冬季节发病率高而得名，其中70%～80%是由轮状病毒引起，主要侵犯对象是6～24个月的婴幼儿，4岁以上者少见。婴幼儿胃肠道发育不成熟，孩子对营养需求又较高，肠道负担重。婴儿时期的神经系统、内分泌系统、循环系统以及肝、肾功能均未成熟，调节机能较差，免疫功能也不够成熟，因而很容易发病。

秋冬季节气候干燥，适宜轮状病毒生长繁殖。如果孩子的器具或食物不干净，或孩子有吃东西不洗手、咬手指头等习惯，很容易使孩子感染轮状病毒，导致腹泻。孩子感染轮状病毒后，最初先表现出感冒的症状，如发热、流鼻涕、打喷嚏、鼻塞等。这时，很多家长会误以为孩子感冒了，而急于给孩子吃感冒药，以致耽误了治疗。

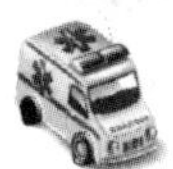

【疾病信号】

秋季腹泻病初1～2天常出现呕吐症状，随后出现腹泻，而且越来越重，排泄物像水样或蛋花样，带少量黏液，无腥臭味。此外，孩子在腹泻时，会出现严重口渴及明显的烦躁，一般提示有轻度或中度脱水、酸中毒及电解质紊乱。近年报道，轮状病毒感染亦可侵犯多个脏器，可产生神经系统症状，如惊厥等；50%左右患儿血清心肌酶谱异常，提示心肌受累。发现有类似症状应及时就医。本病为自限性疾病，数日后呕吐渐停，腹泻减轻，不喂乳类的患儿恢复更快，自然病程约3～8天，少数较长。大便镜检偶有少量白细胞，感染后1～3天即有大量病毒自大便中排出，最长可达6天。

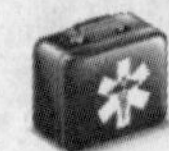

【治疗顾问】

轮状病毒肠炎多有继发性双糖酶(主要是乳糖酶)缺乏,对疑似病历可暂停乳类喂养,改为豆制代乳品,或发酵奶,或去乳糖配方奶(腹泻奶粉)以减轻腹泻,缩短病程。腹泻停止后逐渐恢复营养丰富的饮食,并每日加餐一次,共2周。由于腹泻多是由病毒引起的,一般不用抗生素治疗,应合理使用液体疗法,选用微生态制剂和黏膜保护剂。如伴有明显中毒症状不能用脱水解释者,尤其是对重症患儿、新生儿、小婴儿和衰弱患儿(免疫功能低下)应选用抗生素治疗。

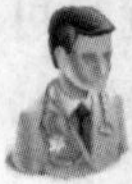

【专家告诉你】

秋季腹泻如何预防?

(1)最好母乳喂养。母乳中富含免疫球蛋白,有助于增强婴幼儿胃肠道的免疫能力。

(2)注意饮食卫生,防止病从口入。合理喂养、定时定量、循序渐进地添加辅食。少吃富有脂肪的食物,多吃新鲜蔬菜,补充维生素B,改善胃肠功能。

(3)加强体格锻炼,增强体质。

(4)及早治疗营养不良、佝偻病、贫血、微量元素缺乏、铅中毒等慢性疾病。

(5)合理用药,不要滥用广谱抗生素,以避免肠道正常菌群的失调。

(6)6个月到3岁的宝宝,每年要接种轮状病毒活疫苗。在每年7～9月份,即秋季腹泻流行季节来临之前接种,每年一次。

秋季腹泻有自限性,自己会好,但如果早期合理使用药物,可以缩短病程,减轻症状。早期使用新博林,可以抑制病毒的复制和繁殖,减轻症状,缩短病程。菌群失调者,选择微生态制剂如培菲康、妈咪爱等。补充大量的维生素B,改善胃肠道的功能,缩短病程,例如同笑和宝立康。家长不要给孩子滥用止泻药,特别是腹泻的前3天,一定不要使用止泻药。腹泻既是一种病,也是机体保护自身的方法,它会将胃肠道的细菌、病毒排出体外,减少机体对毒素的吸收,保护机体。腹泻时一定不能禁食,相反,要鼓励孩子进食,可少量多次。只有在孩子频繁呕吐时需要禁食,同时需要到医院吊针补液。食物以奶、米汤、粥等流质和半流质为主,避免过敏性食物如海鲜、鸡蛋等,不吃生冷的、硬的、油炸和脂肪多的食物。

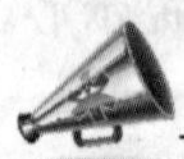

【温馨告知】

一般来说,秋季腹泻是由于致病微生物随着被污染的食物或水进入宝宝的消化道引起的,因此,预防秋季腹泻的关键是防止“病从口入”。婴儿期尽量提倡母乳喂养,因种种原因而不能采用人工喂养时,应注意食用新鲜且成分及制造日期标识清楚的婴儿配方奶粉，不要给宝宝吃储藏时间太久的食物和水，尽量少吃生冷、富含脂肪的食物。经常给宝宝洗手、剪指甲等，给他们的喂奶器具要清洁消毒，并经常用消毒水擦拭桌椅和宝宝的玩具，防止上面带有病毒。父母下班后，要先更衣、洗手甚至沐浴后才可亲近自己的小宝贝。

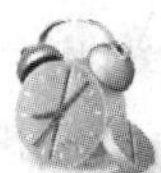

【特别提醒】

秋季腹泻治疗的关键是补液。孩子轻度脱水可在家中口服补液来纠正，中度脱水必须在医院里由医生、护士监护下静脉补液，重度脱水必须立即抢救。以下是几个适用于家中补液的处方：米汤加盐溶液（米汤 500 mL＋食用盐 1 小勺），随时口服；糖盐水（温白开水 500 mL＋蔗糖 2 小勺＋食用盐 1 小勺），随时口服；口服 ORS，每包口服补液盐冲 500～800 mL的温开水，每腹泻一次给服 ORS 液 50～100mL，且口服 ORS 在一般的药店都可以买到。

3. 当心传染的细菌性痢疾

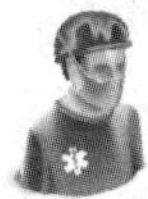

【专家解说】

在夏秋季节，细菌性痢疾（菌痢）是最常见的肠道传染病之一。主要是因为在炎热的夏季，胃肠功能容易失调，一旦痢疾杆菌入侵，就容易失去对病菌的抵抗力，而使痢疾杆菌在肠道中生存繁殖，并产生毒素致病。

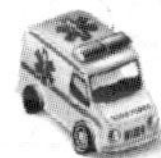

【疾病信号】

腹部不适或疼痛，呕吐，腹泻，每日大便十余次或二三十次，里急后重（即排便不畅、肛门重坠感），大便夹有黏液甚至脓血等。严重者起病急骤，高热，全身毒血症症状明显，精神萎靡，反复抽搐，神志不清，昏迷，并有面色苍白、四肢厥冷等休克表现。肠道症状常不明显，数小时或十余小时后才出现腹泻，初为稀便，后转为黏胨脓血便，此为中毒性细菌性痢疾（毒痢），是细菌性痢疾的危重临床类型，多发生于儿童，由于病儿特异性体质对痢疾杆菌内毒素产生强烈的反应引起微循环障碍导致休克、弥散性血管内凝血（DIC）形成、脑水肿和脑疝发生。得了菌痢后，要及时去医院检查，进行血常规（白细胞计数和中性粒细胞比例增高，并可出现核左移）、大便常规（无腹泻者以直肠拭子或生理盐水灌肠采集大便镜检，可见大量脓细胞与红细胞，并有巨噬细胞）、大便培养和药敏试验（大便细菌培养有志贺痢疾杆菌生长可确诊，大便培养需早期多次送检，有时需直肠肛拭取样，立即送检，这样阳性率较高）、血气分析及电解质测定（以了解水、电解质及酸碱平衡失调情况）、甲皱微循环及眼底检查（以了解微循环功能和有无脑水肿发生）。

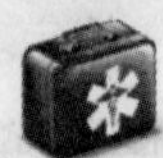

【治疗顾问】

抗感染治疗可选用第三代头孢菌素或氨基糖苷类抗生素。早期静脉给药，症状好转后改为口服用药，疗程7～10天，停药48小时后复查大便培养2次，阴性提示病愈。只要治疗及时，护理得当，不发生反复感染，患者恢复是比较快的。对中毒性细菌性痢疾，应采取综合性抢救治疗。除抗感染外，以休克为主要表现者予以扩充血容量，纠正酸中毒，改善微循环等治疗；以脑病为主者应控制高热、止惊、脱水和防治呼吸衰竭，可短期使用糖皮质激素。

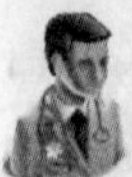

【专家告诉你】

细菌性痢疾是完全可以预防的腹泻，为预防细菌性痢疾的发生必须注意饮食卫生。注意食品必须新鲜，不吃变质、腐烂、过夜的食物，存放在冰箱的熟食和生食不能过久，熟食应再次加热。生吃的食品及水果要清洗干净，最好再用开水洗烫。特别要注意的是冷饮在细菌性痢疾的传播中有重要作用。夏季不让孩子吃冷饮是不可能的，关键是要注意购买品牌优良的产品，不要喝小摊上的饮料。在马路上吃冰棍和冰淇淋是极不卫生的，特别是风大时，落在冰棍上的灰尘常常带有病菌。苍蝇是传播痢疾的媒介。苍蝇喜栖息在脏物上，脚上沾满病菌，可将病菌带到食物、餐具、物体上，当孩子吃了这些食品，手接触了被污染的物体，都可以感染上痢疾。在预防肠道传染病方面，手的清洁卫生应该重视。由手将病菌带入口内是孩子得痢疾的主要途径。因此，便后饭前要彻底清洗双手，并且改掉吃手指的不良习惯。

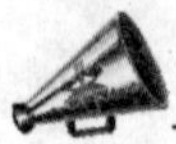

【温馨告知】

家庭护理方面，痢疾患者的饮食以稀软易消化的食物为主，可吃些稀饭、面条等，必要时可禁食一天；不吃油炸、生冷食物，以减轻胃肠道负担。

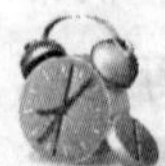

【特别提醒】

有些孩子得痢疾是由家里人传染的。有时大人得了痢疾，症状比较轻，仅有腹泻，没有注意大便的性状，未能及早发现，往往成为传染的源头。须注意对痢疾患儿的粪便消毒，1%漂白粉溶液或沸水消毒后再倒入便池，不能让患儿随地大小便。

二、家长不解的小儿溃疡病

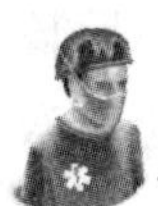

【专家解说】

人们普遍认为溃疡病好发于中老年人，殊不知儿童期也易罹患溃疡病。有这样一位患儿，刚满10岁，经常腹痛一年有余，有时夜间痛醒，疾病剧烈时伴有满头大汗，在进食一些食物后，有所缓解。到了多家医院就诊，打了驱虫，做了脑电图，吃了抗癫痫药物，长期应用抗感染治疗未见好转，花费了2万多元，家长非常焦急，特来儿科门诊。通过电子胃镜检查，发现为十二指肠球部溃疡，并且幽门螺旋杆菌阳性，通过制酸、护胃、抗感染治疗，腹痛很快消失，2个月后复查胃镜，十二指肠溃疡完全愈合。随着近些年来，小儿纤维胃镜检查的开展，发现小儿消化性溃疡在学龄儿童较多见，并以十二指肠溃疡为主，十二指肠溃疡为胃溃疡的3～5倍。婴幼儿也可有消化性溃疡，但大多数在继发严重感染、大面积烫伤、严重营养不良和长期使用皮质激素以后。成年人的消化性溃疡约有21%～50%始于儿童期，约1.4%始于4岁以前，因此家长平时应留心观察自已的孩子，如经常喊“肚子疼”应及时带到医院就诊，以免延误病情。

消化性溃疡包括十二指肠溃疡和胃溃疡。本病好发于情绪易波动的年长儿。小儿消化性溃疡的病因较为复杂，包括胃酸分泌过多、胃蛋白酶的消化作用、胃十二指肠黏液、幽门螺杆菌、遗传及饮食习惯，其中，幽门螺杆菌引起的小儿消化性溃疡比较常见。

幽门螺杆菌是一种螺旋形的杆菌，1983年两个外国人从胃炎患者的胃黏膜活检标本中分离出来，英文是Helicobacter pylori，简称Hp。Hp是世界各地最常见的感染性疾病病原之一，已证明幽门螺旋杆菌是居于胃窦部，95%以上的十二指肠溃疡与85%以上的胃溃疡与幽门螺旋杆菌有关，它是胃和十二指肠溃疡的致病因子，是消化性溃疡发生的重要因素。人的一生中感染Hp的最主要年龄阶段是在儿童期，尤其是在出生后最初几年内，可见儿童是受Hp侵袭的最危险人群。

据报道，在西方发达国家和地区的儿童与青少年中一般很少有幽门螺杆菌，与此相反的是在发展中国家Hp感染率较高。我国儿童人群中幽门螺杆菌感染率与其他发展中国家相似，并随年龄递增，与社会经济状况和文化卫生水平呈反比关系。Hp是可以传染的，也就是说，由Hp引发的胃病是可以互相传染的。饭前洗手，使用公筷，也是预防Hp传播的措施之一。

引发溃疡病的原因很多都是不良习惯引起的，父母可以对照以下几条进行检查。

(1)食无规律　许多小孩进食无规律，或饱或饥，想到什么就吃什么，完全不考虑进食时间和多少影响健康。过饱易使胃窦部过分扩张，而引起十二指肠液和胆汁反流，腐蚀胃壁；过饥会使胃黏膜水肿，胃酸在空腹时对水肿的黏膜易破坏形成溃疡。

(2)药物损害　现在的小孩多为独生子女，有点什么小毛病全家围着转，有个头痛脑热，马上给孩子服用退烧药、止痛片等，而不少药物如阿司匹林、消炎痛等，对胃黏膜均有一定的刺激和腐蚀作用。

(3)精神障碍　由于儿童迷走神经调节胃肠的支配功能尚不完善，如吃饭时训斥孩子、孩子在考试阶段负担过重、心理压力大、情绪受抑等，都很容易刺激胃肠发生功能紊乱而诱发溃疡病。

(4)遗传因素　一项对溃疡病患者的权威调查显示，其家族的发病率达6%，而健康人的家族中发病率仅0.9%。

(5)不良习惯　现在许多儿童常吃奶油蛋糕、巧克力等高糖、高脂食物，还大量饮用可乐、雪碧等碳酸饮料，既加重了胃肠的负担，又削弱了小儿免疫力，降低了胃肠道的消化吸收功能。更有甚者，许多家庭纵容娇惯，使有些儿童自幼就养成吸烟、喝酒等坏习惯，而使孩子娇嫩的胃黏膜受到损害，更易导致溃疡病的发生。

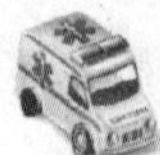

【疾病信号】

典型的症状大多数表现为消化道大出血，起病年龄越小，症状越不典型，容易引起误诊与漏诊。年长儿发病症状接近成人，主要表现为上腹部疼痛和脐周疼痛，时轻时重，有时缓解时间较长。精神紧张、疲劳、天气变化容易复发，腹痛有时与饮食有关。胃溃疡多为进餐后疼痛，而十二指肠溃疡多在饥饿时或夜间疼痛，进食后可以缓解，可伴有嗳气、反酸、恶心、呕吐、便秘、腹泻等表现，但大多数患儿上述症状并不典型。如果孩子反复腹痛，尤其是夜间发作次数频繁，常规服驱虫药打不下虫子，应想到消化性溃疡的可能，应及时到医院就诊。有些病例可并发大出血、穿孔，长期少量出血可引起慢性贫血，并发幽门梗阻时可引起进食后呕吐、腹胀等表现。

小儿消化性溃疡症状多不典型，所以诊断比成人困难，辅助检查就显得特别重要，如果孩子有慢性上腹与脐周疼痛，合并或不合并呕血与便血时需要做以下检查。

(1)上消化道钡餐　钡餐检查对十二指肠溃疡的检出率为75%，胃溃疡检出率不足40%，具有局限性，近年来逐渐被电子纤维胃镜检查所替代。

(2)电子纤维胃镜检查　由于超小口径胃镜应用于临床，小儿咽反射较弱，胃镜较易通过咽部，不会发生意外，成功率较高。通过胃镜检查，可直接观察溃疡病的位置、数目、形态和病灶边缘的改变，对消化性溃疡的确诊率可高达95%左右，并且可以行病灶活检、幽门螺旋杆菌检查和内镜下直接止血治疗，是目前诊断消化性溃疡最直接有效的办法。

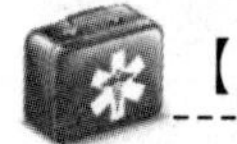

【治疗顾问】

小儿溃疡病如何治疗?

(1)膳食治疗　饮食要营养丰富,又要容易消化,每日进餐3～4次,饮食温度适中,食量适度,细嚼慢咽,避免辛辣食物、浓茶、咖啡、果汁、汤类等,过酸水果、煎炸食物均应节制。

(2)抗酸治疗常用的抗酸药物　①H2受体阻断剂:常用制剂有西咪替丁20～40mg/kg/天,分四次口服;雷尼替丁2～6mg/kg/天,分2次口服(8岁以内的孩子不宜使用),疗程4～8周。②质子泵抑制剂:此类药物抑制胃壁细胞的H^{+}-K^{+}-ATP酶活动减少、胃酸分泌,如奥美拉唑(洛赛克)0.5～0.7mg/kg/天,每日2次。

(3)复方制剂　一般为氢氧化铝和三硅酸镁等成分,可直接中和胃酸。

(4)胃黏膜保护品　常用制剂有铋剂(得乐、乐得胃、胃得乐)、硫糖铝和思密达等,主要是在溃疡表面形成保护膜,将胃酸和胃蛋白酶与溃疡分开,使其不发生侵蚀作用。

(5)抗幽门螺旋杆菌治疗　常用抗生素有阿莫西林、克拉霉素等药物,一般与制酸药或铋剂合用,进行三联治疗(一种制酸剂或铋剂加用2种抗生素,疗程为2～4周左右)。

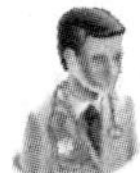

【专家告诉你】

预防的具体措施主要有以下几种。

(1)定时定量进餐　三餐均应为营养平衡的膳食。吃饭时要细嚼慢咽,咀嚼时唾液大量分泌也有中和胃酸的所用。不偏食,不让孩子边吃边玩,或边吃饭边看书或电视等。

(2)防止饥饱无度　碰上喜欢的食品就吃得过饱,不合口味的饭菜就不吃或吃得很少,使胃肠道的负担时轻时重。

(3)不要片面强调高营养　要做到科学的饮食搭配,多食高蛋白、低脂肪和易消化的食物。

(4)不要长期吃刺激性大的食物　不过量吃冷饮,如冰淇淋等。

(5)注意劳逸结合　合理安排小孩的学习和生活,不要让孩子过度疲劳、精神紧张。

(6)对有出血症状的消化性溃疡患儿,根据具体情况,不断变换饮食,由禁食、流质、半流质逐渐过渡到普食。冷流质饮食促使局部血管收缩,有利于止血。在临床上,如吐血不止或休克的患儿可禁食外,其他均可采用多次少量冷流质饮食,如冷牛奶、凉藕粉、凉稀糊等。少量开始给起,避免胃的饥饿性收缩。止血2天后,改用半流质饮食。

(7)对慢性溃疡的饮食以糙米为好,避免食用胃酸分泌过多的食品,如咖啡、红薯等。避免食用精细的食品,如精白谷物、特制精白面粉等。动物性食品以白肉、鱼为主,蛋白质应多从大豆以及豆制品中摄取。鼓励患儿使用黄、绿色蔬菜。

(8)溃疡病的活动期患儿可按流质或少渣的半流质安排饮食,待病情好转后改为普食。一般不要求少食者多餐，因为进食可中和胃酸，另一方面刺激胃，使胃酸分泌增多。细嚼慢咽，唾液大量分泌可中和胃酸的作用，又可避免粗糙食物对溃疡面的刺激。

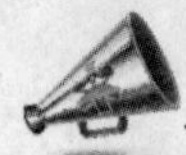

【温馨告知】

对消化性溃疡患儿要强调饮食“个体化”，按各小孩的习惯和耐受程度给予其喜欢的食品，且让他们在轻松愉快的气氛中进餐也很重要。

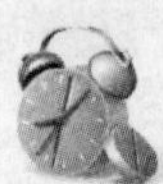

【特别提醒】

小儿一旦发生溃疡病出血，出血量较多，临床症状重，严重的出血会导致休克甚至死亡。小儿溃疡病出血多发生于学龄儿童，大部分病例出血前有溃疡病的症状，如溃疡病人进食后上腹痛缓解。但是，部分患儿可以无溃疡病疼痛病史，出血时患儿会感到全身无力、出汗、口渴，甚至发生昏厥、大便发黑，甚至出现呕血。因此，对于孩子的大便，家长要学会用肉眼观察其颜色，以识别是否正常，如果发生大便发黑呈柏油样，应带上大便到医院请医师检查。

小儿溃疡病出血的防治，关键在于早期发现溃疡病并进行积极的治疗。在儿童期若有以下情况时就应该考虑溃疡病的可能：原因不明的便血或呕血；复发性上腹痛；有溃疡病家族史，并有消化道症状者；大便隐血试验阳性以及原因不明的缺铁性贫血。

三、腹痛警惕肠套叠

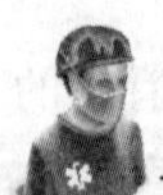

【专家解说】

肠套叠，顾名思义是指一段肠管套入了其邻近的另一段肠管中，这是一种小儿常见的外科急腹症。肠套叠是小儿的常见急症，以2岁以下特别是4～10个月的婴儿最多见，其发病率占婴儿肠梗阻的首位。因为小儿肠管的长度及肠系膜均较长，易活动，且小儿肠道发育尚不完善，肠蠕动也不规律，某些因素很容易引起肠蠕动紊乱而发生肠套叠。肠套叠大多突然发病，如有这样一个病例：

深夜，一对年轻夫妇急匆匆抱着孩子来就诊。原来5个月大的孩子两天前开始拉肚子，一直在吃药，可是当天上午，孩子突然大哭大闹，并且呕吐不止。妈妈以为小孩哭闹、呕吐是正常的，并没有太在意。到了晚上，孩子的大便带血，妈妈这才慌了，赶紧抱孩子来医院就诊。经医生诊断，孩子出现了肠套叠，并且由于套叠得太紧，无法用空气灌肠整复，于是对孩子立即施行了手术。术中医生发现，孩子部分肠管已坏死，只好进行切除。

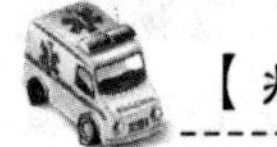

【疾病信号】

肠套叠的孩子会有哪些症状？

(1)腹痛　此为早期出现的症状。其特点是平素健康的婴儿，无任何诱因而突然发生剧烈的、有规律的阵发性腹痛。患儿表现为阵发性哭闹不安、屈腿、面色苍白，每次发作约 10～20 分钟，以后安静入睡，或玩耍如常，约数十分钟后又突然发作，其症状如前。如此反复多次，患儿精神渐差、疲乏不堪、面色苍白。这种有规律的阵发性腹痛，是由于较强的肠蠕动波把套入的肠管向前推进，牵拉肠系膜，同时套叠鞘部发生强烈收缩所引起。个别较小的病儿无剧烈哭闹，仅表现为阵阵不安和面色苍白，随后进入休克状态，需特别警惕。

(2)呕吐　起病不久即出现反射性呕吐。这是由于肠系膜被牵拉所致，呕吐物为奶块或食物，以后可有胆汁甚至粪便样物，是肠梗阻严重的表现。

(3)血便　多于病后 6～12 小时出现，是本病特征之一。常为暗红色果酱样便，亦可为新鲜血便或血水，一般无臭味。出现血便原因是套入部肠壁血循环障碍，致使黏膜渗血与肠黏液混合在一起的结果。出血量与肠套叠的松紧程度有关。开始时是大便带血，以后可能就会便出鲜血，套叠越紧出血越多，病情也越严重。

(4)腹部包块　肿块的部位依套入点和套入程度而定，在病程早期，肿块多位于右上腹部，呈腊肠样，光滑而不太硬，略带弹性，可稍活动，有压痛；以后随套叠的进展，肿块可沿结肠移至左腹部，严重时可套入直肠内。腹部的包块一般在医生检查时才能发现，但细心的家长在孩子腹痛时也可在其右上腹部触及到肿块，似香肠样，能活动。但需注意，疾病晚期由于患儿发生脱水、电解质紊乱、休克甚至出现腹膜炎时，腹部肿块反而不易查出。

(5)全身情况　发病早期病儿全身情况尚好，体温正常，仅有面色苍白，精神不好，食欲不振或拒食。随发病时间延长，一般情况逐渐严重，表现为精神萎靡、嗜睡、脱水、发热、腹胀，甚至休克或腹膜炎征象。

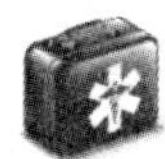

【治疗顾问】

肠套叠虽然属于急症，只要早诊早治就不会产生太大危害。当孩子出现以上症状时，细心观察一两个小时，若症状仍无改善，就要尽快带孩子到医院就诊，千万不要延误治疗时机。如果治疗及时，凡是病程在 48 小时内的原发性肠套叠，患儿全身情况良好，无明显脱水、无明显腹胀者均可以灌肠疗法治疗，一般采用空气或钡剂灌肠。晚期病情比较严重，不适合做灌肠复位的病例，或已经灌肠未能复位的病例，疑有小肠套叠者，以及复位达 3 次以上者均须手术治疗。术前应做好准备，包括纠正脱水及电解质紊乱、抗生素退热及输血等。手术时根据患儿当时情况及病理变化行套叠复位、肠切除吻合、肠造瘘等,套叠很紧的病例不能强力复位,以免引起浆膜撕破;鞘部有白色斑块疑有肠坏死的病例,应行肠切除吻合术,避免术后发生破裂穿孔。特别提醒家长朋友,肠套叠容易复发,患过肠套叠的孩子,父母尤其要提高警惕。

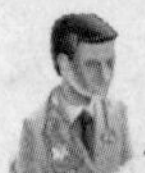
【专家告诉你】

孩子患肠套叠可以预防吗?两岁以下的小儿肠套叠多为原发性,病因至今尚未完全明了,因此并不好预防。一般认为,肠套叠是由于肠蠕动紊乱所致。引起肠蠕动紊乱的因素较多,如环境和气候的变化、饮食的不当、肠炎腹泻等,因此要注意以下几方面。

(1)根据天气变化及时为孩子加减衣物,孩子睡眠时尤其要注意不要让其肚子着凉。

(2)不要突然改变孩子的饮食结构。给孩子添加辅食时应循序渐进,使孩子娇嫩的肠道有个适应的过程,防止肠道蠕动异常,保持孩子肠道功能正常。

(3)肠炎腹泻可以诱发肠套叠。所以,当腹泻的孩子突然出现阵发性哭闹、呕吐时,就应警惕肠套叠的发生。因肠炎时,患儿较易引起肠坏死,及早诊治意义更大。

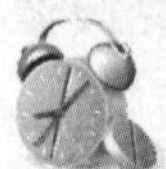
【特别提醒】

孩子出现肠套叠并不可怕,可怕的是家长对肠套叠毫无认识,耽误了孩子。

四、小儿腹痛只是一种症状

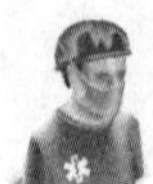
【专家解说】

腹痛是小儿时期最常见的症状之一。引起腹痛的原因很多,几乎涉及各科疾病。既可以是腹内脏器病变,也可以是腹外病变;可以是器质性的,也可以是功能性的;可以是内科疾患,也可以是外科疾患,甚至最初为内科疾患,以后病情发展而以外科情况为主。在治疗方法上,有些腹痛急需手术,有些腹痛则不需要手术;有些腹痛最初保守治疗,之后需手术治疗。急需手术治疗者,若误诊、漏诊延误手术则可造成严重后果,甚至危及生命;反之,不需要手术者,施行不必要的手术,不但增加病人痛苦,甚或加重病情。所以,对于小儿的腹痛诊断和鉴别诊断应十分重视。作为父母不要惊慌失措、自作处理或乱求医、乱用药、乱用镇痛的方法。

腹痛是儿童常见的一种病状,多由于腹部器官病变所引起,大体上由两种病理形式造成,一种腹部的管状器官如胃、肠痛、胆道、输尿管等痉挛或梗阻引起阵发性腹部绞痛;另一种是腹部肝、肾等脏器肿胀,引起其被膜牵扯,而产生持续性的钝痛。

年龄较大的儿童，腹痛常常会自己诉说；年龄较小不会说话的婴儿，要判断有无腹痛，必须仔细观察患儿的表情，如腹痛者一般会发出尖锐和持续不绝的哭声，出现腹部膨胀而紧张、下肢向上弯曲、两手握拳、肘部弯曲紧贴躯干等现象。如果用手按摩婴儿腹部，婴儿停哭或哭得更厉害都应考虑有腹痛存在。

腹痛的原因比较复杂，常见的内科疾病有肠蛔虫病、急性胃炎、肠系膜淋巴结炎、大叶性肺炎、胸膜炎、过敏性紫癜、腹型癫痫等；常见外科疾病有急性阑尾炎、肠套叠等。

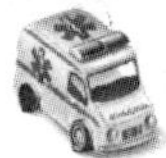

【疾病信号】

医生会结合病史和体格检查，进行全面分析，必要时辅以实验室检查或其他检查，尽快作出早期、正确的诊断。这时要求家长配合，清楚地叙述病史，把所观察到的状况告知医生。

(1)年龄　不同年龄小儿的腹痛，其好发疾病各异。如肠痉挛多见于3个月以下的幼婴，常由于喂养不当或吞咽空气过多所致。肠套叠、嵌顿性疝以及肠道感染多见于2岁内小儿，急性阑尾炎、肠道寄生虫病则相对少见。胃肠道感染、肠寄生虫病、肠系膜淋巴结炎、胆道蛔虫病、大叶性肺炎、腹型癫痫、过敏性紫癜等以年长儿为多见。

(2)腹痛发生的急缓　起病急缓对鉴别诊断往往具有重要意义。发病急骤或阵发性加剧者常为外科性疾病，如急性阑尾炎、绞窄性肠梗阻、胃肠道穿孔、肠套叠及腹股沟疝嵌顿等。发病缓慢而疼痛持续者常为内科性疾病，如肠蛔虫症、胃及十二指肠溃疡、肠炎及病毒性肝炎等。但要注意，有时慢性腹痛和急性腹痛的病因可以相同，这是因为疾病在不同阶段其性质发生变化所致，如溃疡病原属慢性腹痛，在合并穿孔时即为急腹症。故对原有慢性腹痛者，如腹痛转为持续性或突然剧痛，应注意急腹症的可能。

(3)腹痛的性质　腹痛可为阵发性疼痛、持续性疼痛或轻度隐痛。阵发性疼痛或绞痛有梗阻性疾病；若局部喜按或热敷后腹痛减轻者，常为胃、肠、胆管等空腔脏器的痉挛；持续腹痛加剧多见于胃肠穿孔；持续性钝痛，改变体位时加剧、拒按，常为腹腔脏器炎症、包膜牵张、肿瘤以及腹膜脏层受到刺激所致；隐痛多见于消化性溃疡；放射性疼痛为一个局部病灶通过神经或邻近器官而波及其他部位的疼痛，如大叶性肺炎引起同侧上腹部疼痛；腹痛伴排粪或排尿困难，可能为粪块堵塞或尿路感染、结石。总之，腹部器质性病变的疼痛特点为：①持续性钝痛，阵发性加剧；②局部压痛明显；③有腹肌紧张；④肠鸣音异常。

(4)腹痛的部位　一般腹痛的部位与病变的部位相一致。

(5)伴随症状　应注意腹痛与发热的关系。

(6)既往史　患儿既往有无类似腹痛发作、大便排虫和皮肤紫癜史，应了解发病前有无外伤、饮食卫生和进食何种食物等，均有助于腹痛原因的诊断。

儿童腹痛应做的辅助检查如下。

(1)实验室检查 血液和大小便常规检查,有时可提供有诊断价值的资料,如血红蛋白及红细胞逐渐下降,须警惕内出血的存在;白细胞总数升高常提示炎症性病变。观察粪便性质有助于肠道感染和肠套叠的诊断。尿内有较多红细胞或脓细胞提示尿路感染。必要时需检测血和尿的胰淀粉酶等。

(2)X线检查 胸部X线检查可显示肺、胸膜及心脏病变。腹部透视和摄片检查,如发现膈下游离气体,提示胃肠穿孔;肠内有梯形液体平面,肠腔内充气较多,提示肠梗阻。若疑为肠套叠可做空气灌肠以协助诊断和复位治疗,但疑有内脏穿孔者禁用。疑有尿路病变可摄腹部平片或做静脉肾盂造影。

(3)B型超声 疑有胆石症、肝脓肿、膈下脓肿时做腹部B型超声检查。

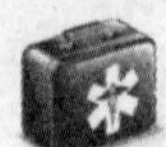

【治疗顾问】

小儿腹痛如何治疗?

(1)病因治疗 根据病因做相应处理。如肠痉挛给予解痉剂;胆道蛔虫症或蛔虫性部分肠梗阻,可用解痉止痛药等治疗。炎性疾病应根据病因,选用有效抗生素治疗。外科急腹症应及时手术治疗。

(2)对症处理 ①有水和电解质紊乱或休克者,应及时纠正水电解质失衡及抗休克治疗。②病因诊断未明确前,禁用吗啡、哌替啶、阿托品等药物,以免延误诊断。疑有肠穿孔、肠梗阻或阑尾炎者,禁用泻剂或灌肠。止痛可用一般镇静剂,维生素K_3或针刺治疗。

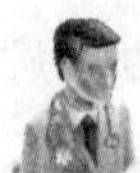

【专家告诉你】

腹痛是宝宝较常见的病症,这让家长很难判断病因。当孩子频繁腹痛时,则有可能是患了再发性腹痛。再发性腹痛又叫复发性腹痛,是指儿童在3个月以内至少有3次的腹痛发作,临床上可分为功能性和器质性两大类。

大量临床资料分析表明,功能性再发性腹痛特点如下。

(1)多见于5岁以上儿童,男女之比为3∶5,此类患儿性格忧虑,情绪紧张,压抑,渴望被爱护。

(2)腹痛反复发作,可每周、每月发作1～2次,每次发作超过2小时,可自行缓解,腹痛发作以晨起多见,常于空腹或进餐时突然加重。

(3)疼痛部位主要在脐周,也可在腹部其他部位。腹痛为痉挛性或绞痛性,同时伴有恶心、呕吐、出汗、食欲不振、便秘或腹泻等症状,常影响小儿正常活动,在发作间隙期则表现正常。

(4)体检腹部压痛多在中腹部或不固定,左下腹可摸到条索状腊肠管或粪块,无腹膜刺激征。

(5)化验血、尿、粪及肝功能等均无异常。

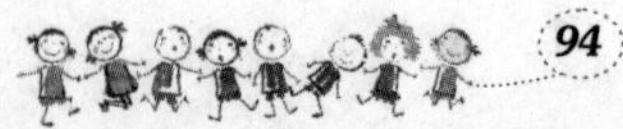

(6)常规解痉止痛治疗得不到理想疗效。

功能性再发性腹痛的发病主要与儿童的心理因素密切相关(如有的孩子渴望得到家长的关注),一般不需治疗。若腹痛时间较长,呈绞痛发作,可在儿科医生指导下服用一些解痉止痛药,如颠茄合剂、维生素 K 及促进胃肠动力药如吗丁啉等。

值得注意的是,儿童再发性腹痛中约有 10%属于器质性再发性腹痛,常见的疾病有慢性便秘、肠道寄生虫病、慢性幽门螺旋杆菌感染、消化性溃疡、肝胆疾病和慢性肠炎等,这类患儿需要去正规医院进行治疗。

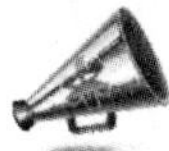

【温馨告知】

小儿腹痛是相当常见的,有时是胀痛,有时是绞痛,但是疼痛与病情的轻重程度并不一致。别看有些疼痛相当剧烈,小儿哭闹不止,但一段时间以后,小儿又完好如初了。这是因为小儿得了肠道痉挛,痉挛一旦解除,疼痛即刻缓解,所以孩子又开始蹦蹦跳跳了。

还有的家长听到孩子嚷肚子疼,就找来热水袋给孩子热敷。这种做法对胃肠道痉挛引起的胃肠绞痛,特别是因受寒、饭食过多引起的胃部胀痛有效,能缓解胃肠痉挛,减轻疼痛。但有些疼痛就不那么简单了,按揉和热敷反而会加重病情,引发危险。

(1)肠虫症,这也是小儿腹痛的常见原因。当某种因素刺激虫体时,可使蛔虫窜上窜下地蠕动,刺激肠道引起痉挛疼痛。此时按揉腹部,只会刺激虫体,甚至引起胆道蛔虫症;蛔虫还可能穿破幼儿娇嫩的肠壁,引起弥漫性腹膜炎。

(2)急性阑尾炎在儿童中也较多见。儿童阑尾炎在早期并无典型症状,可在肚脐周围有轻微疼痛,有时有呕吐、腹泻,按压时疼痛并不明显。儿童的免疫功能较差,患阑尾炎时很容易发生穿孔。如果家长此时按揉儿童肚子,或做局部热敷,就可能促进炎症化脓处破溃穿孔,形成弥漫性腹膜炎。

(3)再有就是肠套叠。多见于年幼特别是肥胖儿童,由于被套入的肠子血液供应受到阻碍,引起疼痛,时间久了发生坏死。如果盲目按揉,可能造成套入部位加深,加重病情。

鉴于小儿腹痛病因复杂,所以家长不应以疼痛的程度来推测病情,不要自己动手给孩子按揉,最好的办法是尽早带孩子去就医。

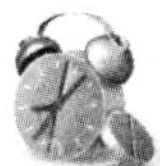

【特别提醒】

腹痛是儿童常见的病症,几乎每个孩子都有肚子疼的经历,只是症状有轻有重,持续时间有长有短。对于出现腹痛儿童,一定要请医生检查,弄清起因,在未弄清原因前要做到以下两点。

(1)暂不要吃东西,因为进食会增加肠道蠕动,加重腹痛,有的疾病(如肠梗阻)更应严格禁食。

(2)不要乱用止痛药,以免掩盖病情。

肾病篇

遗尿症俗称尿床，通常指小儿在熟睡时不自主地排尿。一般至 4 岁时仅 20% 有遗尿，10 岁时 5% 有遗尿，有少数患者遗尿症状持续到成年期。如果孩子的遗尿一直发展下去，即使某天遗尿达到了自行缓解，而多年来此症对孩子造成的智能和心理的损害是无法挽回的。从这一点看，及时让孩子的遗尿症得到有效的治疗是一件刻不容缓的大事情。

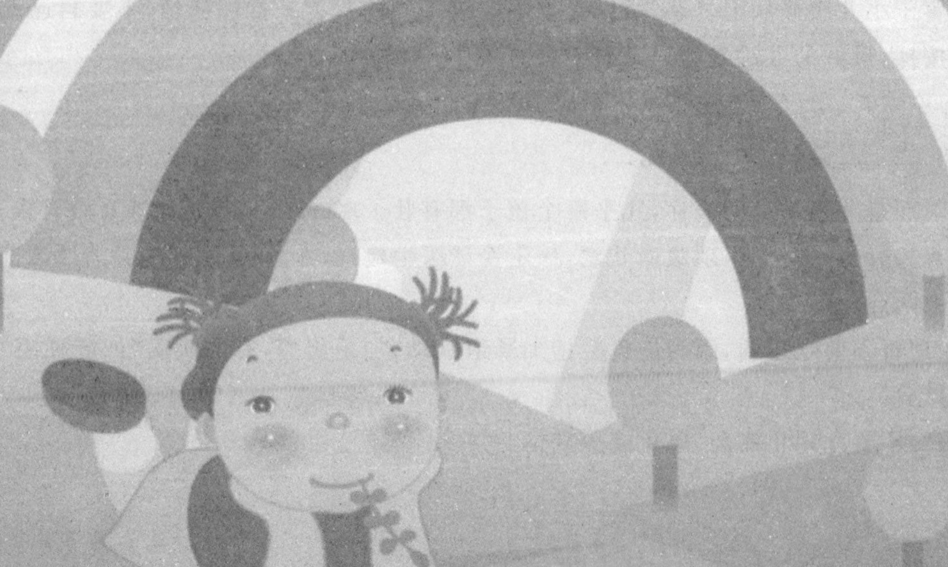

一、请家长关注急性肾炎

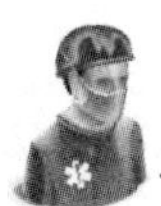

【专家解说】

八月秋临，天高气爽。在这大好时光里，也会有一些疾病给人们带来烦恼，小儿急性肾炎便是其中之一。该病发病率从 9 月开始逐渐增多，每年的 12 月到次年的 1 月达到高峰。究其原因，这是夏季天气炎热，小儿容易患脓疱疮、扁桃体炎、咽炎、猩红热等由链球菌引起的疾病，机体对链球菌毒素发生变态反应，从而引起小儿急性肾炎。小儿急性肾炎属自身免疫性疾病，民间俗称“腰子病”，患儿多为 5～10 岁的儿童，通常在感染链球菌后 1～4 周发病，它的发生主要与溶血性链球菌感染关系密切，是由于链球菌感染后引起身体内发生免疫反应而使肾脏呈弥漫性非化脓性炎症。

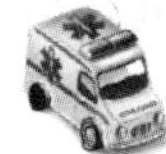

【疾病信号】

急性肾炎的临床表现主要有以下四点。

(1)水肿　这是最常见、最早出现的症状，水肿轻则表现为早晨起床双眼皮肿胀，孩子会有眼皮厚重的感觉；重则全身皆肿，皮肤被水肿撑得胀胀实实的(称“紧张性水肿”)，有时胸腔及腹腔内都有积液。随着尿量的增多，水肿逐渐消退。

(2)尿少　水肿时尿量明显减少，每日尿量可仅有 200～300 mL，甚至可以完全无尿。

(3)血尿　轻者仅显微镜下有红细胞(大于 5 个/高倍视野)；严重的尿色像洗肉水样、浓茶样或者葡萄酒样，这是肉眼血尿，一般 1～2 周内消失，但显微镜下血尿可持续时间较长。

(4)高血压　70%左右的患儿在病初几天内血压增高，可达 120～150/80～110mmHg，患儿可诉头痛、头晕。

严重病例可于起病 1～2 周内出现下列任何一种并发症。

(1)高血压脑病　血压急剧升高，头痛，烦躁不安，呕吐，患儿突然诉说视物不清或完全失明，发生极严重的抽筋、昏迷。

(2)心力衰竭(或循环充血)　因高血压、尿少、血容量相对增多所致，患儿不能平卧，呼吸急促，端坐呼吸，咳嗽频繁，咳出粉红色泡沫痰，全身水肿，心脏及肝脏肿大，甚至可因肺水肿而死亡。

(3)肾功能不全　尿少后，体内的代谢产物不能由尿排出而聚集在体内，若持续时间较长会出现头痛、头晕、胃口差、恶心、呕吐，甚至昏迷等症状，急需恰当治疗。

如出现上述表现，不仅要住院，多数还得进监护室，加强护理和治疗。当然，近年来此类严重症状的发生率已显著减少，降至5%以下。急性肾炎的实验室检查如下。

(1)尿常规有红细胞、管型和蛋白尿。

(2)血沉增快。

(3)抗链球菌溶血素“O”(ASO)增高(可持续3～6个月)。

(4)血清总补体及补体C3下降。

(5)肾功能检查指标一般在正常范围内，当有严重的尿少或者无尿时则有急性肾功能不全的改变。

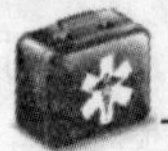

【治疗顾问】

患有急性肾炎后，需在医生指导下积极治疗。急性肾炎的治疗要点如下。

(1)清除感染灶　为了彻底消灭体内现有的或潜在的病灶，可注射青霉素等抗生素治疗7～10天，以减少体内抗原抗体的免疫反应。

(2)对症治疗　主要是利尿降压治疗。水肿明显及尿少时，酌情使用利尿剂，如双氢克尿噻、速尿等；轻度高血压经严格控制水、盐后，血压可降至正常；严重高血压要使用降压药，如心痛定、利血平、硝普钠等。

(3)中医药治疗　辨证论治，对利尿、消肿、控制血尿有较好疗效。

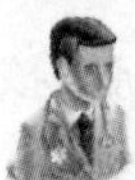

【专家告诉你】

急性肾炎预后怎样

急性肾炎是一种自愈性疾病，不经任何治疗也会自行恢复，且迄今为止也无特异的治疗方法，重要的是对症治疗和休息。急性肾炎急性期大约2～4周。在这段时期，大多数病儿能平安度过，仅有小部分病儿因病情严重或处理不当(如休息不好、不适当的静脉输液、大量饮水和吃咸食等)会出现严重症状，甚至危及小儿生命，应引起重视。

急性肾炎会转慢性吗

与成人相比，小儿时期慢性肾炎是相当少见的。按照目前国内儿科肾小球疾病分类，慢性肾炎是指急性肾炎病程超过1年并有肾功能减退者，而急性肾炎后留下少量尿蛋白和红细胞不能诊断为慢性肾炎。急性肾炎很少转变为慢性，这是因为急性肾炎时肾小球一次炎症后不会继续发展，仅在急性期肾的病变十分严重，有大量肾小球被破坏，且不能修复时才会转变为慢性肾功能不全、持续高血压等慢性肾炎的表现。但某些慢性肾小球病会以急性肾炎的表现起病，这类疾病常迁延难愈，发展为慢性肾炎，这与大多数病儿得的急性肾炎是不同的。如何鉴别尚需由有经验的儿科医生分析辨别，必要时还得靠肾穿刺做病理检查。

急性肾炎需要注意什么

(1)休息　起病2周内须卧床休息，直至肉眼血尿消失、利尿消肿、血压正常后方能下床活动。至尿明显好转，仅留微量蛋白(化验单中红细胞项用“±”或“Trace”表示)和少量红细胞(化验单中红细胞项用“+”或“数个/HP”表示)，血沉正常后才可复学，但在发病 3 个月内应避免剧烈活动。

(2)饮食和摄入量　为防止水钠进一步潴留，减轻肾脏负担，急性期宜限制盐、水、蛋白质摄入。对有水肿、血压高者用无盐或低盐饮食，水肿重且尿少者限水。对有氮质血症者限制蛋白质摄入。小儿于短期内应用优质蛋白，可按 0.5g/kg 计算。注意以糖类等提供热量。

(3)避免感染　特别是上呼吸道感染。

(4)定期去医院复查尿常规　开始每周 2 次，以后可每周 1 次，以了解肾脏情况。

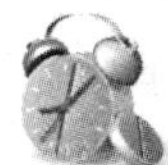

【特别提醒】

预防的关键是什么？

首先是加强体格锻炼，提高机体对各种感染的抵抗力。同时要注意个人卫生，经常保持皮肤清洁，减少各种感染的机会。

第二，要积极防治上呼吸道感染，特别对咽炎、扁桃体炎要及时治疗。猩红热患儿应及早用青霉素等有效抗生素治疗，注意休息，在发病后 2～3 周及时到医院检查尿液。同时应密切观察患儿有无晨起眼肿及尿少等症状，及时发现病情变化。

第三，要注意预防皮肤感染。夏秋季被蚊虫咬伤，抓破后易致感染，发生脓疱疮（俗称黄水疮)，如不及时治疗可蔓延全身引起肾炎，应引起重视。

第四，对已患肾炎的小儿更应仔细查体，及时发现慢性病灶如扁桃体炎、龋齿、鼻窦炎等，以便及早根治。

另外，对肾炎病人是否都需要做扁桃体摘除手术应全面考虑。一般认为，对起病前 1～3 周内确有扁桃体炎病史，且在肾炎病程中扁桃体炎反复发作，使肾炎反复出现或使病情加重，又无其他手术禁忌证者可考虑做扁桃体摘除。对这种病人，术后可能会提高肾炎的治愈率。但术前应连续应用 1～2 周抗生素以根治病灶。手术时间最好选择在病灶稳定后 2～3 个月进行。但尿中仍有大量蛋白或扁桃体急性感染时，最好暂不做手术，以免加重病情。

二、小儿水肿警惕肾病综合征

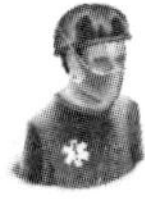

【专家解说】

小儿肾病综合征有严重的蛋白尿合并水肿、低蛋白血症及高脂血症，可分为原发性

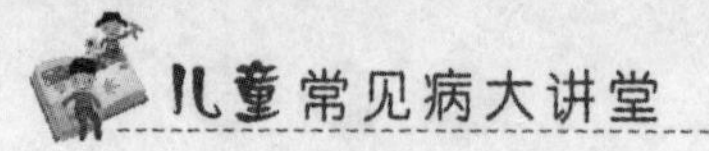

和继发性。继发性指伴随其他全身性疾病的小儿肾病综合征，如红斑狼疮、乙型肝炎病毒引起之膜性肾炎，过敏性紫癜等也可引起。

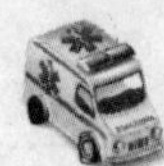

【疾病信号】

小儿肾病综合征的突出特点是高度浮肿。孩子下肢、头面、躯干都可有水肿，特别是组织疏松的部位更明显（如眼睑），男孩的阴囊可肿得像灯泡，同时还有内脏浆膜腔的积液，如胸腔积液及腹水。水肿严重者皮肤薄而透亮，皮肤稍有损伤便会渗水。水肿影响血液循环，使局部抵抗力降低，极易发生感染。肾病综合征的尿液含有大量的蛋白质，尿常规检查发现尿蛋白可达+++～++++，24 小时尿蛋白排出量增高。血化验检查可发现血浆白蛋白减少，使正常的白蛋白、球蛋白的比例由 1～1.5 变为 0.5，发生比例倒置，血浆胆固醇增高。有些病儿可在大腿及上臂内侧、腹部及胸部出现和孕妇相似的皮肤白纹或紫纹，尿量明显减少。由于长期从尿中丢失大量蛋白质，可出现蛋白质营养不良表现，毛发干枯黄萎，毛囊角化，皮肤干燥，指（趾）甲出现白色横纹，发育迟缓，贫血并易感染。有的病儿有血尿及高血压。肾病综合征病程较长，极易反复发作，最大的危险是继发感染，如皮肤丹毒、肠道感染、肺炎、原发性腹膜炎和败血症等，任何继发感染都可引起死亡。

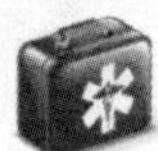

【治疗顾问】

孩子得了肾病综合征，应注意休息。首先应限制孩子的活动量，饮食宜低盐、高蛋白，肉类、蛋类、豆类都含有较多蛋白质，可以增加此类饮食。每天吃盐 1～3 g，水肿严重时要完全忌盐，并稍限饮水量。经治疗尿量增加后，要增加食物中盐分，并给氯化钾、钙片等口服。长期低盐或忌盐，会引起低钠症状，如精神不振、呕吐、烦躁、尿血、血压降低。遇此情况要及时向医生报告。对于本病的治疗，肾上腺皮质激素疗效较好，可用泼尼松 1～2mg/kg/日。在医生指导下做有规律的治疗，疗程要长，不要轻易停药，服药后会出现肥胖、圆胖脸、全身多毛等副作用，停药后可以消失。若效果不明显，可改用或合用免疫抑制剂，如环磷酰胺，服此药期间要注意血中白细胞的变化，并会有脱发等副作用。水肿严重者，可暂用利尿剂，如双氢克尿噻等。并发感染时，可用青霉素或红霉素等治疗。难治性肾病综合征治疗困难，但还不是不治之症，多数病人虽然反复发作，最终还是能治愈的。因此，家长应当有信心，与医生密切合作，持久不间断地治疗。

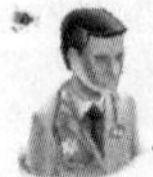

【专家告诉你】

患肾病综合征的儿童，经过住院治疗一段时间后，病情稳定，尿蛋白转阴或血压不高了，即可回家养病。家长在护理孩子的时候，要注意以下几点。

第一，孩子不宜劳累。孩子的自我约束能力差，从医院回到家会感到很新鲜，容易玩得过累，睡眠不足，家长要特别注意安排好孩子的作息时间，尽量得到充分的休息。

第二，患儿不宜吃多盐食物。饮食要注意少盐，对血压还没有降到正常的孩子，这点十分重要。但饭菜无盐又会影响食欲，宜低盐饮食。在水肿和高血压消失后，才可改进普通饮食，但也要清淡，不可过咸。馒头和苏打饼干中也含有钠，最好不要给孩子多吃。可以让孩子吃一些新鲜蔬菜和水果，以补充体内维生素。

第三，小孩衣服不宜久穿不换。感染常是诱使肾病复发的原因。经常洗澡换衣，保持皮肤清洁，可防止皮肤感染。

第四，患儿不宜多去公共场所。要保持室内空气新鲜，尽量不带孩子去商店、影院等公共场所。注意根据气候变化增减衣服，预防感冒。

第五，不宜随便减量或停药。治疗肾病，大都需要服用激素类药物。服用激素的病儿，一定要在医生的指导下，随病情好转，逐渐减量直至停药。家长要督促孩子按时按量服药，切不可随意减量和停药，以免造成病情反复。

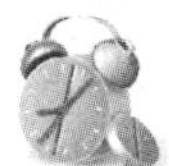

【特别提醒】

一般人常以为小孩子不会得肾脏病，但事实上肾脏病可发生在任何年龄，其中6岁以下孩童是小儿肾病综合征的好发者，占所有患者的80%，尤其是2～3岁的孩童，且男多于女。肾脏是由数百万肾小球所组成，一旦发炎，造成微血管通透性改变，血中的红细胞或蛋白渗入尿中，就会造成血尿或蛋白尿。小儿肾病综合征为肾脏的炎症反应，若置之不理，可能从良性发展为尿毒症。故早期诊断、早期治疗是十分重要的。

三、儿科常见病——尿路感染

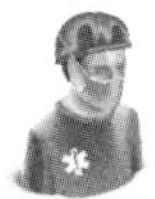

【专家解说】

尿路是指尿排出的通道，上有肾脏（包括肾盂、肾盏、肾实质），下有膀胱、尿道，中间由输尿管相连。尿路感染简称尿感。尿路感染主要包括三种疾病，即肾盂肾炎、膀胱炎及尿道炎，是儿科常见病。由于小儿尿感很少局限于上述某一部位，有时难以分辨，所以常统称为尿路感染。

尿路感染好发于小儿时期，与小儿的生理解剖特点密切相关。小儿由于输尿管长而弯曲，管壁肌肉弹力纤维发育不全，容易扩张而发生尿潴留，同时婴幼儿尿道口常暴露于外。尤其是女孩，尿道短而宽，离肛门很近，污染的机会明显增多。另外，小儿常存在不同程度的膀胱输尿管反流，是再发性和慢性尿路感染的常见原因。除此之外，小儿泌尿系统的先天性畸形常导致尿流不畅和尿路梗阻，也是造成反复尿路感染很重要的原因。尿路感染是小儿时期常见的疾病，由于尿路感染的反复常导致急慢性肾盂肾炎，严重的还将影响肾功能，所以必须引起重视。

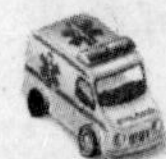

【疾病信号】

小儿以急性尿感为多见，其表现不像成人尿感有典型的尿频、尿急、尿痛，症状变化多端。新生儿患病时，轻重不一。轻者可以毫无症状，仅在尿培养时有细菌生长；重者发热或体温不升，面色灰白，易激惹或嗜睡，有的还可以表现为黄疸、惊厥或消化道症状。婴幼儿患病时，全身症状明显，如发热、面色苍白、呕吐、腹泻、腹痛、腹胀，亦可出现神经系统症状如烦躁、嗜睡、惊厥、昏迷，泌尿道症状较轻时仅表现为排尿时吠吵。年长儿患病时与成人差不多，患肾盂肾炎时，发热、寒战、两侧肾区（腰部）有叩击痛；膀胱炎时，有尿频、尿痛、血尿；尿道炎时，有烧灼感，尿道口红肿。慢性尿路感染大多由急性尿感迁延不愈，也可由于泌尿道畸形引起。此点与成人不同，病程在 6 个月以上，或多次复发，肾实质损害显著，肾功能持久不恢复而转为慢性，病儿可表现为精神萎靡、乏力、消瘦、发育迟缓、进行性贫血等。

怎样判断小儿患有尿路感染呢？

(1)中段尿检查（即排尿开始的一部分弃去，取中间一段的尿）。在显微镜下每个高倍视野中，如果白细胞超过 5 个则认为异常，如果见到成堆的白细胞则更有价值。当膀胱炎时可以有血，蛋白为微量或阴性。

(2)中段尿培养，细菌计数和药物敏感试验。清洁及消毒外阴和尿道口后，取中段尿细菌培养，这样可以明确尿内有无细菌。如有，属于哪一种细菌，然后根据菌落计数，细菌多于 10 万/mL为感染，1000～10 万/mL为可疑，少于 1000/mL为污染。如果中段尿培养为阳性，要做细菌的药物敏感试验，根据结果选用药物。中段尿培养最好在用药治疗之前进行，因为用药之后药物会将尿中的细菌杀死或抑制，得出阴性的培养结果而误认为不是尿感。

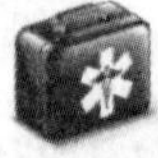

【治疗顾问】

小儿尿路感染的治疗十分重要，如果治疗不彻底，极易复发而转为慢性，使肾组织遭到严重破坏，引起肾性高血压、肾衰竭、尿毒症等，后果十分严重。

(1)抗菌疗法　药物的选择，原则上采用广谱、效果好、在血和尿中浓度高而又不容易产生耐药菌株的副作用少的药物。急性尿路感染，一般用足量药物治疗 7～10 天，治疗前如中段尿培养阳性，疗程结束后再做尿培养。慢性多次复发的病例，尤其是革兰阴性杆菌引起的，要采用长程疗法，可选择两种药物联合间歇或轮流使用，而且在治疗过程中要反复做中段尿培养以检查治疗的结果。

(2)去除病因　如因先天畸形、肿瘤、结石等引起者，要纠正畸形，切除肿瘤，治疗结石等。

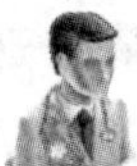

【专家告诉你】

尿路感染的预防要点如下。

(1)急性期应卧床休息，多喝水，以增加尿量，有利于冲出尿路内的细菌。

(2)注意会阴部卫生，婴儿每次大便后应清洗臀部，由前向后擦洗。尿布每次用后洗涤，并用开水烫洗，勤换内裤。孩子所用洗具应与成人分开。

(3)控制原发感染病灶，如蛲虫、女婴滴虫感染，肺炎以及败血症等。

四、小儿遗尿与神经性尿频勿责骂

儿童遗尿与神经性尿频，是两个独立的疾病，二者没有必然的联系和因果关系。但是，从临床资料分析来看，56.7%患有神经性尿频的儿童都有不同程度的遗尿史。这些儿童从遗尿到神经性尿频的重要促发因素，是由于家长不能正确对待儿童遗尿，对他们进行责骂或恐吓造成的。

1. 儿童遗尿症

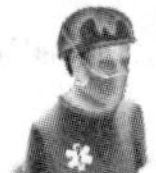

【专家解说】

在许多家长的眼里，孩子夜间遗尿好像并不是什么大问题，上了年纪的爷爷奶奶们更会说“孩子他爸爸小时候不也尿床吗？十几岁自己就好了，根本不用上医院”。由于这些根深蒂固的旧观念，中国至少有上千万遗尿症的儿童得不到及时有效的治疗。

事实上，遗尿症是一种严重危害儿童健康成长的疾病，它对儿童的身心健康所产生的种种不利影响早已被国际上大量的科学研究所证实。在人类进入21世纪的今天，人们对健康的认识早已不再局限于“无躯体疾病”的概念，健康更是指一个人体格上、心理上、社会适应上的功能健全。种种证据表明，遗尿症不仅可造成儿童卫生习惯差，易受凉感冒，更为严重的是对儿童智能发育、心理健康和社会功能皆有极大的负面影响。临床上显而易见的是遗尿症患儿普遍存在情绪、行为、个性问题，或表现为内向自卑、胆怯退缩，或表现为自暴自弃、攻击性强。往往，遗尿症存在的时间愈久，问题愈发严重。

遗尿症俗称尿床，通常指小儿在熟睡时不自主地排尿。一般至4岁时仅20%有遗尿，10岁时5%有遗尿，有少数患者遗尿症状会持续到成年。没有明显尿路或神经系统器质性病变者称为原发性遗尿，约占70%～80%。继发于下尿路梗阻(如尿道瓣膜)、膀胱炎、神经源性膀胱(神经病变引起的排尿功能障碍)等疾患者称为继发性遗尿。

虽然有一些遗尿症患儿随年龄增长，遗尿逐渐消失，但这种自发缓解率每年还不到15%，其中会有一些儿童遗尿持续到成年。如果孩子的遗尿一直发展下去，即使某天遗尿达到了自行缓解，而多年来此症对孩子造成的智能和心理损害已经是无法挽回了。从这一点看，及时让孩子的遗尿症得到有效的治疗是一件刻不容缓的大事情。

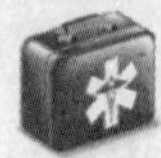

【治疗顾问】

儿童遗尿症怎样治疗？

(1)行为治疗　从治疗第1天起，要求家长为患儿设置日程表，以便每天进行记录(可使用日历)。当尿床时，努力寻找可以导致尿床的因素，并记录在日程表上，如未按时睡眠，睡前过于兴奋，白天过于激动，傍晚液体摄入量太多等。当患儿无尿床时，便把1颗星画在日程表上，并予口头表扬或物质奖励。每周与医师会面1次。

(2)建立条件反射　从治疗开始起，要求家长每天在患儿夜晚经常发生尿床的时间前30分钟至1小时用闹钟将患儿唤醒，让其起床排尿，并鼓励患儿自己去厕所小便，目的在于使患儿在比较清醒的情况下把尿排泄干净。

(3)膀胱功能锻炼　督促患儿白天多饮水，尽量延长两次排尿间隔时间，促使尿量增多，使膀胱容量逐渐增大，鼓励患儿在排尿中间中断排尿，数1至10，然后再把尿排尽，以提高膀胱括约肌的控制能力。

(4)药物治疗　服用氯丙咪嗪，每天睡前1小时服药1次，7岁以下者每次7～10mg，7岁以上者每次10～20mg。一般在见效后持续服药3个月，然后逐渐减量，用同样的剂量每2天睡前服药1次，持续1个半月，直至停药，总疗程6个月。

2. 小儿神经性尿频

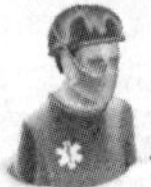

【专家解说】

小儿神经性尿频并不少见，多见于学龄儿童与幼童。在确诊之前必须做详细的泌尿系统检查，排除泌尿道感染，家长必须重视的是心理治疗。

神经性尿频症指非感染性尿频、尿急，是儿科一个独立的疾病。孩子在白天频频感到尿意，不时上厕所解尿，一日可十余次，尿量可多可少，排尿时无尿痛、尿急，也不会溺尿于衣裤上，晚上睡眠无尿频、遗尿，清晨起床解尿量多。当孩子在精神紧张或有其他心理压力时，更引起尿频加剧，而当转移注意力或做有兴趣的游戏时，尿频现象可以减少甚至消失。

其实，神经性尿频症患儿并没有器质性的病变。诱发本病的主要原因：一方面是小儿大脑皮层发育尚不够完善，对脊髓初级排尿中枢的抑制功能较差，容易受外界不良刺激的影响而出现障碍；另一方面是孩子生活中有一些引起精神紧张或对精神状态造成不良刺激的因素，如生活环境的改变，孩子对刚入托、入学心理准备不足，被寄养给他人抚养，父母的突然分离，亲人的死亡，以及害怕考试或对某种动物的惧怕等。这些都可能使小儿精神紧张、焦虑，使抑制排尿的功能发生障碍，结果表现出小便次数增多。

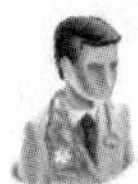

【专家告诉你】

发现孩子尿频时，首先要到医院检查，排除身体疾病的影响。当确定为神经性尿频后，家长不必过于紧张，应该对孩子耐心诱导，告诉他身体并没有毛病，不用着急，不要害怕，尿频症状会很快好起来，消除患儿的顾虑，鼓励他说出引起紧张不安的事情，关心他提出的问题，给他认真解释、安慰，使他对害怕担心的问题有一个正确认识，尽快恢复到以前轻松愉快的心境之中。这样，尿频就会自然而然的得到纠正。平时对患儿在想小便时，鼓励用力忍一下，延长两次排尿的时间，如有进步时就应给以表扬，逐渐使排尿间隔延长到正常。对孩子的矫正教育要有耐心，千万不要打骂训斥，以免使孩子情绪更紧张。对于入园、入学儿童，还要取得幼儿园、学校老师的配合，多理解、安抚孩子，上课要放松情绪，多参加一些轻松愉快的游戏，把孩子的注意力集中到游戏或其他活动中。

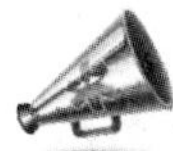

【温馨告知】

当发现孩子在白天频繁小便时，首先要问清孩子有没有尿痛情况，并且留尿观看尿的颜色，带上尿液标本去医院做详细检查。一般情况是尿液检查没有异常，这时家长就成为治疗孩子神经性尿频的主要人员了。除了按医生嘱咐按时服药外，对孩子的心理治疗是很重要的。在孩子白天频繁上厕所小便时，不要给予理睬，可让孩子干他自己感兴趣的事情来分散注意力，往往可以明显减少小便次数；当孩子有很长时间控制未排尿时，可给予适当的表扬和鼓励，这样往往能逐渐纠正。不要把孩子经常关在家里，不要使孩子与其他小朋友隔离而长期单独活动，不要打骂和体罚孩子，以免造成孩子精神紧张。本症没有特效疗法，可试用一些药物如阿托品、东莨菪碱、654-2、谷维素等，有助于调节神经使膀胱的逼尿肌松弛，括约肌收缩，增加膀胱蓄尿量，减少排尿次数，必要时可在医生的指导下应用。

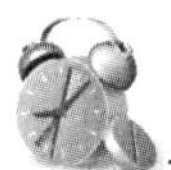

【特别提醒】

在确诊本病之前必须做详细的泌尿系统检查，排除泌尿道感染、肾炎、糖尿病、尿崩症等器质性疾病。

神经内分泌篇

随着物质条件的不断丰富，家长对自己孩子的关注也不再仅停留在吃得饱、穿得暖的水平上。实际上，现在的小孩吃的食物非常丰富，很多父母甚至把燕窝、虫草等补品也一气塞给儿童；加之现在的许多经营者为了谋求更多的利益，在食物中添加了这样那样的化学物质，儿童如果长期进食这样的食品，往往容易导致一些疾病。

一、应该关注的小儿癫痫

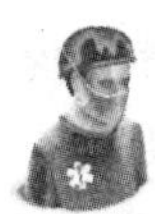

【专家解说】

小儿癫痫俗称“羊角风”，是小儿神经系统的常见疾病，是由于脑细胞过度放电所引起的反复发作的突然而短暂的脑功能失调，表现为运动、感觉、意识、自主神经、精神等的障碍，或可兼而有之。临床上以突然意识丧失，发则仆倒，四肢抽搐，口吐涎沫或口中怪叫，苏醒时一如常人为主要表现。我国目前约有800万～900万癫痫患者，其中半数以上发生于小儿时期，每年还有40万新发病人。其中，40％的患者从未进行过治疗，35％的患者接受的是不正规治疗。世界各国临床观察证实，只要给予合理治疗，75％～80％的患儿能够完全康复。癫痫可有家族史，也可无家族史。有的家长认为癫痫一定是遗传的，认为家族中无人有癫痫，自己孩子就不可能是癫痫，其实不然，在医学上，癫痫可分为原发性和继发性。原发性的病因尚不清楚；继发性主要见脑部病变，如脑发育不全、出生时有过窒息、颅内出血等。

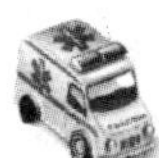

【疾病信号】

癫痫的发作有以下四种类型。

(1)大发作　约占癫痫发作的50％，多见于1岁左右或14～17岁之间的儿童。大发作可分四个时期：①先兆期。先兆期有头晕、胃部不适。②强直期。突然意识丧失、倒地、头后仰、肢体强直，由于膈肌痉挛，病人常发出“羊羔”样吼叫，面色青紫，瞳孔散大，呼吸暂停，持续数10秒不等。③阵挛期。全身肌肉有节律性抽动，常咬破舌头，口吐白沫，可伴有大小便失禁，一般持续1～3分钟。④恢复期。一般要数十分钟才能清醒，病人对发作过程不能回忆，全身疼痛、乏力。个别病人在恢复期有狂躁、乱跑乱叫、打人毁物等情况发生。

(2)小发作　痫痫小发作又称失神发作。典型的表现为病人有短暂意识丧失，大多数意识完全丧失，偶尔意识障碍较浅，对周围有所了解，能听见问话，但不能回答。意识障碍短暂而频发为其特点。多数每次发作2～15秒，不超过1分钟，每日数次至数十次，突然发生，突然终止。表现为言语及活动突然中断，两眼凝视，偶尔上翻，有时面色苍白，无先兆，手中持物落地，有时打碎饭碗，发作停止后继续原来的活动。

(3)精神运动性发作　在意识障碍的背景上，常有错觉、幻觉及自动症等。因多由颞叶病变引起，故又称颞叶癫痫。发病年龄在各型癫痫中较晚，多在20岁左右首次发病。约有40％的病人发病时有先兆，感到胃部不适、幻听、幻味、眩晕、恶心、恐惧等。临床表现可分为：①仅有意识障碍，应与失神发作区别。发作时的意识障碍多在1分钟以上，而失神发作多在1分钟以内。②识别性症状,记忆障碍最常见。有的病人对本来陌生的人或物产生熟悉的感觉,称"似曾相识"感。有的对熟识的人或环境,莫名其妙地产生陌生感。③情感障碍,可产生发作性的情感异常,如突然感到忧伤、愤怒、恐惧、大祸临头、末日来临等。④精神感觉症状,如感觉别人跟自己的谈话像是隔了一堵墙;视错觉感到看到的东西像蒙了一层纱,看见地面起伏不平,看到物体像被扭曲了,视物变大或视物变小。⑤精神运动症状,以自动症常见。口咽部不自主的动作,如吮吸、咀嚼、吞咽等。有的病人手擦衣服,手举空中划圈等。有时较为复杂的自动症则表现为梦游及神游等。⑥复合型,表现为多种复杂症状的综合。有的突然暴发冲动,甚至产生违法行为,如伤人、毁物、自伤、自杀、杀人等。

(4)局限性发作　又叫单纯性发作。表现为身体某一部分节律性抽动,持续数秒,意识清楚,若有癫痫放电扩展,可延致半身或全身。

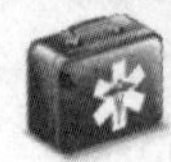

【治疗顾问】

癫痫病并非不治之症,如果坚持正规治疗,80%以上的患儿可以完全控制发作,70%以上的患儿可以正常生活、学习和走上工作岗位。如果治疗不正规,反复的癫痫发作可导致或加重脑损害,影响患儿的生活质量。因此,对癫痫患儿及时正规的治疗非常重要。

(1)抗癫痫药物治疗　尽管癫痫的治疗方法有很多,但合理的使用抗癫痫药物仍是最重要的治疗方法。使用抗癫痫药物时应特别注意以下几点。①早期治疗:癫痫诊断明确后应尽早给予抗癫痫药,但对于平素健康患儿的首次发作,如症状不重,持续时间较短,查体及影像学检查无异常者,可暂不用药,但需密切观察。②正确选药:抗癫痫药物的选择主要根据临床发作类型,但也要考虑到药物的毒副作用、患儿的依从性以及家庭的经济状况等。③单药治疗与联合用药:单药治疗对大多数患儿有较好疗效。但对于难治患儿,有时需要联合用药。④用药剂量要个体化:用药时先从小剂量开始,后逐渐增加剂量,直至达到有效血浓度和临床疗效,而又没有明显副作用,为最佳剂量。⑤服药要规律,疗程要长:要保证患儿规律服药,一般服药时间越长复发的概率越低,故癫痫患儿一般在控制发作后2～4年方可停药。⑥停药过程要慢:突然停药容易引起癫痫持续状态,因此,患儿停药要有一个缓慢的过程,一般要有半年到一年的时间。

(2)其他治疗　①手术治疗主要用于难治性癫痫,术前应定位明确。生酮饮食对难治性癫痫有较肯定的疗效,但患儿的依从性较差,很难推广。②迷走神经刺激疗法价格昂贵,国内应用较少。③中医中药对控制癫痫发作有一定作用,但缺乏规范化。

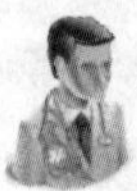

【专家告诉你】

癫痫病人一定要进行脑电图检查吗

由于癫痫是颅内的一种异常放电,而脑电图作为检查脑功能的电生理技术是癫痫诊

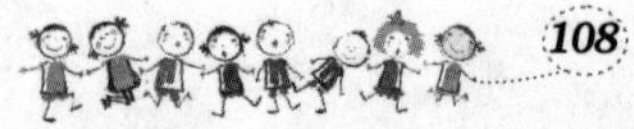

断必不可少的检查方法，它为癫痫的诊断及疗效观测提供了可靠的、直接的依据。目前虽有CT和磁共振问世，但不能代替脑电图检查。因为这些检查都是对癫痫异常放电的间接检查，而且时间分辨率明显低于脑电图，所以对癫痫灶的区分比较困难。

癫痫儿可否运动

癫痫儿童是可以运动的，包括跑步、竞走、体操、篮球、排球、乒乓球、棒球、垒球、羽毛球、网球、回力球、高尔夫球、足球(但不要用头顶球)及土风舞等。也可以游泳，但一定要有家长在旁边陪伴，万一在游泳时癫痫发作，只要及时将他的头抬离水面，再将人移到岸上即可。

不适合癫痫患者的运动包括潜水、驾轻型机、滑翔翼、赛车、赛马、拳击、摔跤、攀岩、攀登高山、爬竿、急流泛舟、橄榄球、击剑、柔道、跆拳道。高低杠、风浪板、标枪、铅球、铁饼、射箭、射击等运动则需量力而为，此不适合控制不佳的癫痫患者。

癫痫儿有智力障碍吗

癫痫病对高级神经机能损害作用较大，尤其可致智力障碍。早在十九世纪中期，就有学者注意到癫痫的智力问题，并明确指出部分患者存在着不同程度的智力缺陷。近年来，随着医学的发展，对癫痫与智力关系有了较深入细致的研究。据国内一项流行病学调查统计，在85170名0～14岁儿童中，共查出癫痫患儿294例，患病率为3.45%；在294例癫痫患儿中，智力低下者99例，占33.7%。另据北京医科大学报道，在481例癫痫病患儿中，有53.4%的患儿有不同程度的智力低下，而且智商水平有逐年下降的趋势。由此说明，在癫痫患儿中，智力低下者确实存在，且发病率较高。

小儿癫痫能预防吗

预防癫痫不仅涉及医学领域，而且与全社会有关。预防癫痫应着眼于三个层次：一是着眼于病因，预防癫痫的发生；二是对已有发作者，防止癫痫症状的出现；三是减少癫痫对患者躯体、心理和社会的不良影响。

第一，预防癫痫的发生，即针对癫痫的病因进行根治和预防。遗传因素使某些儿童具有惊厥易感性，在多种环境因素的促发下可促使癫痫发作。

对于婴幼儿期的高热惊厥要给予足够重视，尽量避免惊厥发作，发作时应立即用药控制。对小儿中枢神经系统各种疾病要积极预防，及时治疗，减少后遗症。做好孕妇的保健工作，重视养胎、护胎对于预防癫痫有重大意义。因为有些癫痫在小儿出生后不久发病，很多是由于妇女在妊娠期间不注意精神调养、不加强膳食营养等人为因素造成的，所以古人有癫痫发生于“胎中”之说。因此，要注意养胎、护胎，这样不仅可以使母亲身体健康，也可以使胎儿发育完好，以免由于先天不足导致出生后成为易发癫痫的小儿。

第二，防止癫痫症状的出现，主要是指避免癫痫的诱发因素和对癫痫病患儿进行综合性治疗，以控制癫痫的发作。统计资料表明，患儿在第一次癫痫发作后，复发率为27%～82%，在单次发作后似乎大部分患儿会复发。

因此，防止癫痫症状的重现就显得尤为重要。为此，应给患儿创造良好的生活环境，使患儿养成良好的生活习惯，避免情绪激动、精神紧张、过度劳累、饮食不节和特殊的理化刺激等。

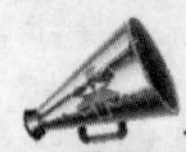

【温馨告知】

有许多刺激都可直接成为发作诱因，癫痫患者需要注意。

(1)气候突然变化　气候的骤然变化能够引起患者机体的不适应，中医把它叫做“外邪”。当突然而至的寒冷或暑热侵入患者体内时，容易出现一系列症状诱发其发作。

(2)突发精神刺激　一些突发的事件容易引起患者情绪剧烈波动，在没有任何思想准备的情况下出现这种情况，会使患者大脑神经过度兴奋，引起癫痫发作。

(3)强音刺激　患者受到强音刺激，会出现烦躁不安、心慌、心动加速、坐卧不宁等现象，精神高度紧张，神经过度兴奋，能直接诱发发作。

(4)强光刺激　科学家们把强光刺激造成的光污染叫做光明杀手，对癫痫患者来说，突然的闪光、眩目刺眼的光波都会造成大脑神经功能紊乱，导致发作。

(5)药物刺激　患者得了其他疾病，如果用药不慎，容易形成较强的药物刺激，特别是当所用药物对神经系统有较强刺激的时候，极容易引起突然发作。因此，如果正在治疗其他疾病，应向医生说明情况。

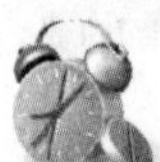

【特别提醒】

孩子癫痫发作时应注意些什么？

(1)保持冷静，注意观察整个发作过程，尤其注意眼睛和面部表情、上肢和下肢的姿势以及抽搐的情况。

(2)把孩子移离危险区，松开衣领。

(3)将松软的枕头、衣物等垫在头下，以免头部在抽搐时，强烈反复地碰撞地面。

(4)不要尝试去对抗或强压抽搐的头或肢体。

(5)不要往孩子嘴里塞任何东西。

(6)不必对孩子按摩或行人工呼吸，发作结束之后让孩子休息。孩子完全清醒以后，与孩子一同检验伤痕，并带孩子在最短的时间内就医。

对癫痫患者要抓紧时机做出诊断，确定临床类型，及早治疗。治疗越早，脑损伤越小，复发越少，预后越好。要正确合理用药，及时调整剂量，注意个体治疗，疗程要长，停药过程要慢，且应坚持规律服药，必要时对所用药物进行疗效评估和血药浓度监测。

切忌乱投药物，不规范用药。去除或减轻引起癫痫的原发病，如颅内占位性疾病、代谢异常、感染等，对反复发作的病例有重要意义。

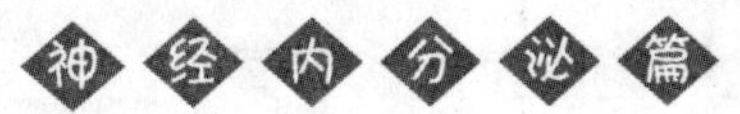

二、让家长苦恼的小儿脑性瘫痪

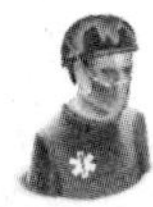
【专家解说】

小儿脑性瘫痪简称脑瘫，是小儿时期常见的一种伤残情况，主要指出生前到出生后一个月内各种原因所致的非进行性的脑损伤，主要表现为中枢性运动障碍及姿势异常。常见病因有出生前、出生时或出生后的脑缺氧、颅脑损伤、中枢神经系统感染，及早产儿、过期产儿、脑发育异常、核黄疸等；近亲结婚，夫妻双方或一方智力低下，或孕前甲亢、营养不良、吸烟、酗酒，或母亲妊娠期滥用药物均可造成小儿脑瘫。

不少脑瘫婴儿呱呱坠地时，家长们很难发现孩子有什么明显的异常症状，特别是那些轻型的脑瘫婴儿更容易被忽视。有的家长即使发现了某些异常情况，也没有引起足够的重视，甚至被误认为是缺钙、软骨病等疾病，这样就使这些脑瘫婴儿错过了早期诊断，贻误了早期治疗。因此，早期发现小儿脑瘫，具有十分重要的意义。我国脑瘫的发病率为 1.8‰～4‰，这种病对儿童健康危害极大，给家庭和社会造成了严重负担。

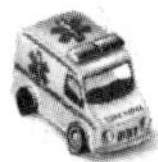
【疾病信号】

只有耐心、细致的观察，才能早期发现小儿脑瘫的种种表现，可以从以下三个方面观察。

第一是运动异常。正常婴儿运动的发育是有规律的，如果发现孩子的年龄与这个阶段的运动有很大差异，如到了三四个月，头还竖不直地东倒西歪，九十个月还不会单独坐，12 个月还不会站立，1 岁半还不会行走，就要引起家长的注意。

第二是姿势异常。比如两腿分开困难，不容易换尿布；站立的时候两腿交叉，用足尖走路，脚跟不着地；手握东西不灵活，握拳的时候拇指握在手掌中；有的还有脸部怪动作，如吐舌头、说话口齿不清等现象。

第三是在围产期婴儿有窒息缺氧病史，有产伤、早产或出生体重偏低的孩子，患脑瘫的可能性会大大增加。

如果小儿曾存在过早产、低出生体重(不足 2500 g)以及出生时或新生儿时期有严重缺氧、惊厥等病史，应警惕。如有上述体征表现之一，切不可大意，应当立即去医院做进一步检查。

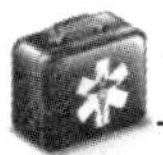
【治疗顾问】

小儿脑瘫康复的关键在早治。脑发育在 6 岁前(尤以 3 岁前)最快。初生儿脑重

340～400 g，生后 6 个月可达 800 g，以后增重就逐步缓慢。国外医师报道，出生后 6 个月作出诊断并得到治疗的疗效最好，96.1%的患儿痊愈。日本大阪市某区进行 5 年以上的新生儿筛查和防治研究，结果使小儿脑瘫发病率从 1‰～2‰降低到 0.07‰。强调小儿脑瘫要早诊早治，这在各国是一致的。脑瘫的康复是个长期的过程，短期住院治疗不能取得良好的效果，许多治疗需要在家里完成，家长和医生应密切配合，共同制订训练计划，评估训练效果，在医生指导下纠正一些不合理的训练方法。家教可以不受时间和空间的限制，尤其是在关键性的学前阶段，如果能及早给予患儿各种基本训练，往往会达到事半功倍的效果。可开展理疗、针灸、按摩等治疗，畸形严重的可手术矫正。有癫痫发作、痉挛性的用对症药物治疗，改善脑代谢的药物也可试用。注意营养，预防感染和其他并发症，给予良好的生活和医学护理，积极帮助病儿进行肌肉功能的锻炼。

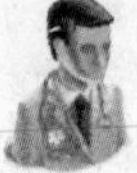

【专家告诉你】

对于脑瘫患儿，家长要注意以下几点。

(1)保持正确姿态　当患儿有了较好的躯干控制能力与进食能力时，就可以开始语言训练了，交谈时要与患儿眼睛的高度保持一致，如果位置过高，会使患儿全身过度伸展，不利于发音。

(2)增加说话和活动的量　父母不要因为与患儿说话得不到回应就丧失信心，应利用各种机会跟患儿说话；做游戏时与患儿一起进行呼吸和发声训练，寓教于乐，引起患儿对训练的兴趣。

(3)鼓励患儿说话　应多表扬，鼓励患儿发声的积极性，帮助患儿树立说话的信心；当患儿发声时，要立即回应，多启发他表达想说的话。千万不要批评和指责患儿。

(4)教育要持之以恒　语言的矫治和训练是长期而艰苦的，家长要有极大的耐心和毅力，只有持之以恒，才能有所收获，才能给有语言障碍的脑瘫儿打下良好的语言基础。

(5)对患儿不过分保护　不怜悯、不放弃、不与其他孩子作比较，多鼓励患儿参加游戏和活动。

三、日益增多的儿童糖尿病

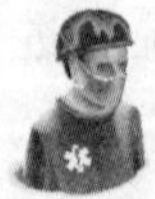

【专家解说】

小儿糖尿病是由于胰岛素分泌不足所引起的内分泌代谢疾病，以碳水化合物、蛋白质及脂肪代谢紊乱为主引起的高血糖及尿糖，小儿易出现酮症酸中毒，后期常有血管病变，眼及肾脏受累。5～6 岁及 10～14 岁小儿多发病，5 岁以下小儿少见。儿童糖尿病的发病率并不低。据世界卫生组织最新统计，全世界已有糖尿病患者1.25亿人，其中儿童糖尿病占糖尿病人的10%～15%，并且其发病率正在逐年增加。儿童糖尿病多见于肥胖或有家族遗传倾向的少年儿童。调查发现，儿童糖尿病发病春季较多，这与春季病毒活跃且感染机会多有关。

小儿糖尿病的病因与成人不同，一般多认为与遗传和病毒感染有关。国内外的许多资料表明，柯萨奇病毒、腮腺炎病毒、心肌炎病毒等均可致实验动物诱发高血糖或糖尿病。在临床上，由病毒感染引起的糖尿病主要见于青少年，故而大多以儿童型糖尿病为特点，成人型极为少见。

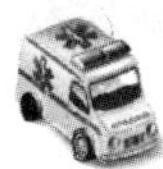

【疾病信号】

小儿糖尿病一般起病较急，起病前常有发热、感染或情绪激动等病史。多数患儿初次看病时有饮水多、尿多、吃饭多及消瘦等典型症状。幼年儿童可以夜间尿多或尿床为最初症状。部分病儿无饮食增多，相反出现食欲不振。婴幼儿患儿的饮水多、尿多症状不易发现，而以酮症酸中毒起病。部分病儿起病缓慢，表现为软弱无力、体重逐渐减轻、视力减弱等。病程长且病情控制不好者可出现生长发育迟缓，身材矮小，甚至智力发育落后，后期可发生白内障、高血压、肾功能不全等。

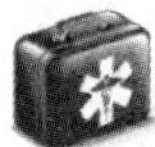

【治疗顾问】

当小儿有饮水多、尿多、饮食增多及消瘦等表现时应到医院就诊，可查空腹血糖、尿糖来确诊是否为小儿糖尿病。如确诊患有小儿糖尿病应调整小儿饮食，加强锻炼，提高肌肉对糖的利用，使血糖下降，配合胰岛素的治疗，将病情控制好，缩短病程，减轻对小儿生长发育及智力发育的影响。

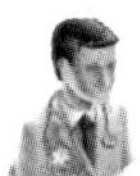

【专家告诉你】

预防比治疗更重要，建议父母密切注意孩子的饮食习惯，当有某些病毒性感染病流行时，及早为孩子做好预防措施。糖尿病低龄化与孩子不健康的生活方式息息相关。专家认为，1克油产生的热量是大米的两倍，孩子应少吃薯条、炸鸡、汉堡包和可乐等高热量食品。

定期开展糖尿病高危人群的筛查，是早期发现儿童及青少年人群糖尿病的主要手段。对儿童及青少年人群中有糖尿病高危因素者应进行定期筛查，主要是血糖的检测，除查空腹血糖外，还应同时检测餐后2小时血糖，并对伴有代谢异常者及早进行干预治疗，以防止儿童及青少年糖尿病的发生、发展。

青少年糖尿病，预防重于治疗，青少年2型糖尿病的预防要从早抓起。要开展有关健康知识的宣传，提倡健康合理的饮食习惯，杜绝高糖、高脂肪、高热量的“垃圾食品”，鼓励健康饮食，减少含糖软饮料的摄入。儿童、青少年应选择适量蛋白、高纤维素，不要过多地吃“洋快餐”等高热量食品，并且慎用药品和补品。同时应多做运动，以控制体重。一旦体重超过正常人水平，也不要乱吃减肥药，而应及时到医院检查。

平时家长可以参考少年儿童(7～14 岁)标准体重法来判断孩子是否超重。标准体重的计算公式为：标准体重(公斤)＝年龄×2＋8。超过标准体重 20％为肥胖，家长一旦发现孩子超重就要引起足够重视。鼓励科学的运动锻炼，避免儿童期肥胖，才有利于预防儿童和青少年中的 2 型糖尿病。对儿童、青少年来说，父母及亲属的督促、监督和鼓励尤为重要，家长可以通过听讲座、参加培训班或咨询等方式，尽可能多的了解儿童糖尿病防治知识。

四、常被家长忽视的性早熟

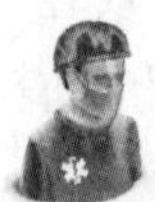

【专家解说】

随着物质条件的不断丰富，家长对自己孩子的注意也不再仅停留在吃得饱、穿得暖的水平上。实际上，现在的小孩吃的食物非常丰富，很多父母甚至把燕窝、虫草等补品也一气塞给儿童；加之现在的许多经营者为了谋求更多的利益，在食物中添加了一些的促进成熟的物质，儿童如果长期进食这样的食品，往往容易导致性早熟。

现在儿童成熟的年龄与 20 年前相比，已经提前了许多。也许大部分的家长还有印象“在自己念书的年代，许多同学都是在读了中学以后才开始发育，而一些男孩子更是到了高二、高三，甚至大学以后才开始迅速发育、长高”。现在的小孩子，发育的年龄已经大大提前。一般来说，读小学高年级的同学都基本开始了发育。目前，我们把儿童性早熟的年龄定为男孩在 9 岁以前、女孩在 8 岁以前开始发育。

性早熟可分为真性、假性及部分性三类。真性是指儿童提前具有生殖能力，男性可排精，女性可排卵；假性是指生殖器官提早发育，第二性征提早出现，无生殖能力。部分性性早熟也称为不完全性性早熟，如只是乳房隆起，再无其他的症状。大部分的性早熟患儿属于真性性早熟，又称特发性性早熟。

孩子性早熟的直接危害是患儿虽然现在看似比一般孩子个头高，但因提前发育使其生长骨骺过早闭合，反而成年后发育不全或矮小症。同时性早熟患儿容易有注意力不集中、学习成绩下降、交往不利等心理问题，从而进一步引发社会问题。

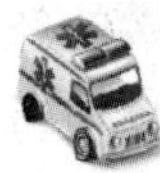

【疾病信号】

如何发现孩子是否性早熟？家长在日常生活中，可多留心观察孩子是否有第二性征过早出现。此外，10 岁以前孩子身高增长突然加速，往往是性早熟的一个信号，此时，家长不应盲目乐观，应及时带孩子去医院咨询、就诊。

早期发现、及时有效的治疗，不仅可以阻止第二性征的进一步发展，逆转已存在的第二性征，使患儿获得正常的心理状态及期望达到的成人期身高，还可通过性早熟的诊治，发现和治疗引起性早熟的一些原发病，如颅内肿瘤、原发性甲状腺功能低下、性腺肿瘤、肾上腺增生或肿瘤等。男孩性早熟时，伴有肿瘤的机会比女孩大得多，不可掉以轻心。性早熟的实验室检查包括性激素水平检测、B 超、骨龄评估等。药物治疗上，轻度性早熟可采用中药治疗；中度以上及真性性早熟则需在医生指导下用孕激素、促性腺释放激素类药品治疗。儿童性早熟重在预防。

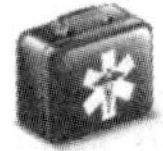

【治疗顾问】

对性早熟的治疗，应该提倡中西医联合治疗。西医多采用黄体酮类衍生物抑制垂体促性腺激素的分泌，从而起到减缓或阻止孩子性征发育的作用。但此类药物会发生高血压、糖尿病及抑制生长等副作用，不宜长期应用。对一般性早熟的治疗，应首选中药。中药强调内源性的激素控制，通过药物可自动调节下丘脑-垂体-性腺轴的分泌，不会产生过度发育或发育不良的情况，且中药可在医生指导下较长期服用。中西医联合治疗结合了两方面的优势，既强调了内源性的激素控制，又起效快，经过长期跟踪的检查治疗，必能达到最好的治疗效果。尽管某些遗传性因素或基因突变、下丘脑-垂体肿瘤、女孩的卵巢囊肿、男孩的睾丸肿瘤以及肾上腺疾病等引起的真性或假性性早熟难以预防，但其他一些原因引起的性早熟，尤其是假性性早熟还是可以预防的。因此，家长应熟悉预防的方法，防患于未然。

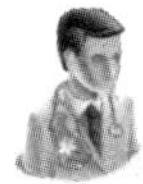

【专家告诉你】

性早熟的常见原因如下。

(1)某些外源性性早熟的原因　临床上经常遇见小儿服用含雌激素的胎盘保健品或误服避孕药等数月后出现乳房发育及阴毛，停用胎盘保健品后，性征发育逐渐消失。研究发现，鸡胚胎类营养品引起小儿性早熟的原因主要是其中所含的雌二醇和多肽激素起了很重要的作用。有人用人参蜂皇浆进行动物试验，发现未成年的雌性大白鼠多次服用含蜂皇浆类的补品就会出现子宫明显增大、阴道分泌物增多等性早熟现象。因此，对身体健康、饮食均衡的孩子，不必另加滋补品。对平时体弱多病、厌食、盗汗的小孩，最好在医生指导下选用适当的补品，以避免不必要的副作用。孕妇和乳母不使用含性激素的补品及护肤品，小儿避免使用含有性激素的护肤品，对服用避孕药的年轻家长应将避孕药放置在孩子拿不着的地方。

（2）营养过剩，体脂过多易促进性早熟　高蛋白质饮食会引起脱氧核糖核酸复制和高蛋白合成增加；肥胖患儿营养过剩，体内脂肪组织过多，由于脂肪细胞可合成瘦素，当血中瘦素升高达一定水平时，会导致患儿青春期发育提前。因此，应适当控制饮食，在对较肥胖的小儿控制脂肪及糖摄入的同时，要保证蛋白质及维生素的摄入，可多吃海鲜、牛奶、新鲜蔬菜及水果等。

（3）文化娱乐方面　儿童不宜看爱情影片或小说，更不要去看那些黄色书刊或影视片，否则可促使小儿性发育提前。父母过性生活时应避开孩子。

（4）环境因素方面　含有化学物质的化妆用品的广泛使用及人工饲养或培育的动、植物所使用的饲料、化肥等，其中含有的“环境激素”，有可能引起人类生殖功能的紊乱，导致小儿性早熟或性功能低下等。这些问题应引起人们的高度重视，并积极采取相应的对策。此外，紫外线有可能促进性发育，因此，在夏季应避免儿童过多的照射紫外线。

预防小儿性早熟应采取综合性措施，首先要提高父母、家庭、社会等对预防小儿性早熟重要性的认识。要注意营养均衡，不要偏食或过食，不要给儿童滥用各种滋补品，避免接触色情的书刊影视，以免影响孩子的身心健康。

五、身矮痴呆及早发现“甲低症”

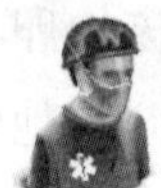

【专家解说】

提到小儿甲状腺功能减低症，人们可能有些陌生。的确，甲状腺功能减低症并不是小儿常见病，这种病在我国的发病率大约只有 1/7000。但是，如果父母对这种病没有一点认识，孩子一旦发病就有可能延误诊治，将会给孩子的一生带来无法弥补的损害。这种病如果早期发现，早期进行正确治疗，孩子是可以正常生长发育的。但若延误了诊治，则会严重影响孩子的体格和智能发育，会留下令人遗憾的终生残疾。

概括地说，小儿甲状腺功能减低症是由于多种原因导致甲状腺激素分泌不足或者缺乏，使全身代谢率降低的一种内分泌疾病。通常，女孩发病比男孩多，多数属于原发性，发病原因有以下几个方面。

（1）甲状腺不发育或者发育不全。大约有 90％的先天性甲状腺功能减低症是由于甲状腺不发育或者发育不全所导致。这种甲状腺发育障碍的原因现在还没有阐明，目前医学界认为可能与遗传和免疫介导机制有关。

(2)在甲状腺合成途径中,发生酶缺乏或促甲状腺激素缺乏。

(3)碘缺乏引起。地方性甲状腺功能减低症是由于孕妇饮食中缺乏碘,使得胎儿在母体中就发生缺碘,从而导致甲状腺功能低下。这种情况在我国虽然已经很少,但是在个别地区仍然可以见到。

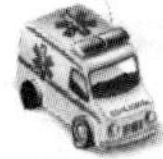

【疾病信号】

甲状腺功能减低症有哪些表现?

(1)新生儿期甲状腺功能减低症状　①多为过期产,出生体重超过正常新生儿;②生理性黄疸时间延长可达两周以上;③生后喂养困难,拒乳,吸吮无力,常有呕吐;④一般出生后即有腹胀便秘,很容易被误诊为先天性巨结肠症;⑤对外界反应迟钝,常处于睡眠状态,哭声低,声音嘶哑;⑥体温低,末梢循环不好,四肢发凉。

(2)典型甲状腺功能减低症状　①患儿常常在6个月以后出现典型症状,随着孩子逐渐长大症状也越来越明显,这时父母往往才注意到孩子的异常;②面部及眼睑水肿,眼距增宽,鼻梁塌平,舌体大而宽厚,舌常伸出口外;③具有特殊体态,如身材矮小,四肢短,躯干长,头大颈短;④出现智力低下,如表现为安静少哭,表情呆板,反应迟钝;⑤出现发育落后,如不爱活动,坐立行走及语言均发育迟缓,第二性征发育延迟。

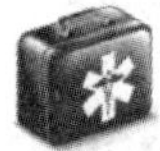

【治疗顾问】

甲状腺功能减低症治疗时间越早越好,如果出生后1～2个月即开始治疗,一般不会遗留神经系统损害。无论什么原因造成的甲状腺功能减低症,都需要使用甲状腺素终生治疗,这样才能维持孩子的正常生理功能。甲状腺素的使用一定要在医生的指导下进行,一般从小剂量开始,逐渐增加剂量。用药剂量的调整要根据血清促甲状腺激素(TSH)和 T_4 浓度的测定。如果用量不足,患儿会出现生长发育迟缓;用量过大,则会引起烦躁多汗、消瘦、腹泻等症状。因此,家长千万不可以自作主张,随意加减或者停用药物。

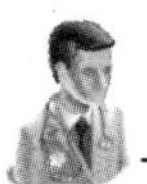

【专家告诉你】

怎样早期诊断小儿甲状腺功能减低症?

甲状腺功能减低症会损害小儿的神经系统功能,早期确诊、早期治疗可以避免造成神经和精神发育缺陷。这种病治疗容易,疗效也好,因此,早期确诊至关重要。目前,国内外大都对新生儿进行筛查。这种筛查采集标本简单,费用低廉,是早期确诊的最好方法。当新生儿筛查结果可疑或者有可疑症状时,应该检测血清TSH、T_4 和 T_3 浓度。如果TSH明显增高,T_4 降低就可以确定诊断。

六、家长尚未关注的儿童多动症与多发性抽动

1. 认识小儿多动症

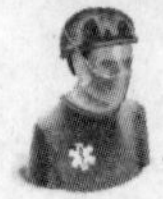

【专家解说】

多动症是一种常见的儿童心理疾病，这类孩子智力一般正常，但存在与实际年龄不相符合的注意力涣散、活动过多、冲动任性、自控能力差的特征，以致影响学习。往往上学以后才表现出来典型症状，但实际起病多在7岁以前，所以，早期发现和治疗非常重要。

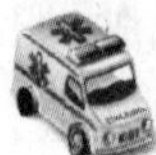

【疾病信号】

多动症早期的表现主要有以下四个方面。

(1)活动过多　这类孩子不论在何种场合，都处于不停活动的状态中，如上课不断做小动作，敲桌子，摇椅子，啃铅笔，切橡皮，撕纸，拉同学的头发、衣服等。平时走路急促，爱奔跑，轮流活动时迫不及待，经常无目的地乱闯、乱跑，手脚不停而又不听劝阻。由于自控力差，这类孩子常说一些使人恼怒的话，好插嘴和干扰大人的活动，常引起大人的厌烦。这类孩子胆大不避危险，不计后果，尤其在情绪激动时，可出现不良行为，如说谎、偷窃、斗殴、逃学、玩火等。敢翻墙爬高，喜争吵打骂，常称王称霸。

(2)注意力不易集中　这类孩子的注意力很难集中，或注意力集中时间短暂，不符合实际年龄特点，如上课时常东张西望，心不在焉，或貌似安静，实则“走神”、“溜号”，听而不闻。做作业时，边做边玩，随便涂改，马马虎虎，潦潦草草，错误不少。不能集中注意力做一件事，做事常有始无终，虎头蛇尾。

(3)冲动任性　这类孩子由于自控力差，冲动任性，不服管束，常惹是生非。当玩得高兴时，又咕又叫，又唱又跳，情不自禁，得意忘形；当不顺心时，容易激怒，好发脾气。这种喜怒无常、冲动任性，常使同学和伙伴害怕他，讨厌他，对他敬而远之。因为患儿不易合群，久而久之也可造成其反抗心理，常常发生自伤与伤人的行为。

(4)学习困难　这类孩子由于注意力不集中，上课不注意听讲，对老师布置的作业未听清楚，以致做作业时，常常发生遗漏、倒置和理解错误等情况。部分孩子读书时可把“6”读成“9”，或把“d”读成“b”，甚至左右不分。写字时，不是多一横，就是少一竖，或偏旁反写。画图时，不是比例大小失调，就是位置安排不当，这些也是造成学习困难的原因。这类孩子考试成绩波动较大，到3、4年级时，留级的可能相对较大。但因智力正常，若课

后能抓紧复习、辅导，尚可赶上学习进度。

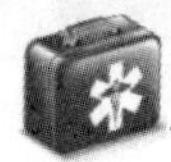

【治疗顾问】

多动症儿童如不及时治疗，到成人后由于自控能力差、冲动、好逸恶劳、贪图享受，往往犯罪率较高，并屡教不改成为惯犯，影响社会安定及人民人身和财产安全。目前，对多动症的治疗主要是药物治疗。所选用的药物大多是一些精神兴奋剂，如哌醋甲酯、右苯丙胺、苯异妥因等，这类药物的副作用不是很严重，服用后可使患儿注意力涣散状况有所改进，攻击性行为减少。但仅靠药物是远远不够的，因为这种病症原本就存在着生理及心理的多重病因，所以在使用药物疗法时还需要结合一系列的心理治疗，给病儿以鼓励，树立学习自信心。

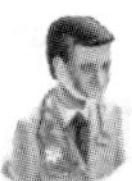

【专家告诉你】

多动症患儿与正常顽皮儿鉴别主要有两点。

一是主动注意力方面的区别。患多动症儿童上课时大都注意力涣散，作业潦草，边做边玩，拖拉时间；而正常顽皮儿童虽有注意力不集中，但大部分时间仍能集中，为了贪玩，常草率迅速完成作业，并不拖拉。前者学习成绩日趋下降，而后者随年龄增长，日趋上升。

二是自控能力方面的区别。二者虽均表现活动过多，但前者不能参加集体活动，不守纪律，喜好撩逗，不能控制行为；后者则能自我制约，能遵守纪律，能和群体相处。

目前常用康纲氏儿童多动症评定量表来进行评定和鉴别(表4)。

表4 康纲氏儿童多动症评定量表

项目	程度			
	无(0分)	有一点(1分)	较多(2分)	很多(3分)
1. 动个不停				
2. 容易兴奋或冲动				
3. 打扰其他小孩				
4. 做事有头无尾				
5. 坐不住				
6. 注意力只能短暂集中，易随环境转移				
7. 要求必须立即得到满足				
8. 好大声叫喊				
9. 情绪改变快				
10. 脾气暴躁，有不可预料的行为				

注：可按数字级别判定症状，逐次打钩，然后将每次得分累加成总分，总分在15分以上者，应怀疑有多动症，要尽快查明原因，以便及早治疗。

2. 多发性抽动症

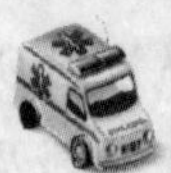

【专家解说】

多发性抽动症，又称抽动秽语综合征，是近年来在儿童中发生比较多的一种儿童行为障碍综合征，多见于4～12岁的儿童，尤其以7～8岁的儿童发病多见，男孩多于女孩。

【疾病信号】

本病为发声或多种运动联合抽动障碍，多部位、形式多种多样的抽动为本病早期临床特点之一，常从眼、面开始，逐渐发展到肢体，以致全身多部位肌肉抽动。有突然、快速、刻板、不随意、难以控制和孤立发生的特点。可以表现为简单性运动，如眨眼、挤眼、眼球转动、做怪脸、转头、耸肩、挺腹、吸气等，或表现为复杂性运动抽动，如呈冲动性触摸别人或周围的物品、刺戮动作、剁脚、走路回旋、下蹲、跪地，或反复出现一系列连续无意义的动作。发声抽动是本病的另一主要临床特点，常出现在病程的1～2年以后，抽动时呈爆破音、呼噜声、咳嗽、清嗓音，舌肌抽动发出"咂嗒"、"嘘"、"吱"、"嘎"声，鼻部抽动则呈喷鼻声、气喘声等。本病的临床特点之三是重复语言。秽语症是本病第四个特点，为在不适宜的地点和场合，以罕见的抑扬顿挫、无礼的方式，大声表达淫秽词语。大约1/2病人注意力不集中，出现不同程度的学习困难，患儿智力正常，且自知有病。

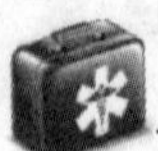

【治疗顾问】

儿童抽动秽语综合征的治疗方法如下。

(1)中医　根据患儿的不同体质和症状，多采用滋阴降火、柔肝熄风等方法。

(2)西医　①氟哌啶醇，每日0.05～0.1mg/kg，分2～3次口服，每日最大剂量少于3mg，疗程1～2年。若出现锥体外系不良反应，可加服安坦，每日1～2mg。②泰必利，每日10～20mg/kg，分2～3次口服，其不良反应轻。③对顽固难控制病例加用硝西泮(硝基安定)或氯硝西泮(氯硝安定)治疗。有些药物会有副作用，应该在医生指导下进行，千万不要自作主张，随便用药和停药。

(3)加强教养，注意心理治疗　可以把疾病适当地告诉孩子，让孩子不要有自卑心理，帮孩子树立战胜疾病的信心。合理安排好孩子的日常生活，使孩子精神放松，不要过度兴奋和紧张。另外，家长一定要有耐心，当孩子出现抽动、秽语等表现时，不要直接制止、训斥，最好的方法是把孩子的注意力引导过来，使兴奋点转移。

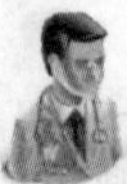

【专家告诉你】

儿童抽动秽语综合征的发病原因有以下四方面。

(1)与脑内某些组织的功能发育异常、大脑基底神经节发育及功能障碍等因素有关。

(2)与精神及环境因素、遗传因素、胚胎发育及感染、生化代谢、服药不当等多种因素有关。

(3)长期居住在不良的家庭环境中,孩子精神处于紧张状态,从而导致心理和神经调节功能障碍。

(4)性格孤僻、精神紧张、心理压力、长时间玩电子游戏等原因也有可能导致此病。

感染篇

儿童就像“幼苗”容易遭受病害一样，常会受传染病侵扰。孩子从母亲体内带来的免疫力，只能在出生后6个月左右的短暂时间内起保护作用，然后就很快消失了。随后孩子会经常遇到多种细菌、病毒等病原体的威胁。早期预防传染病，从小事做起，让孩子避免伤害，让健康回到孩子身边。

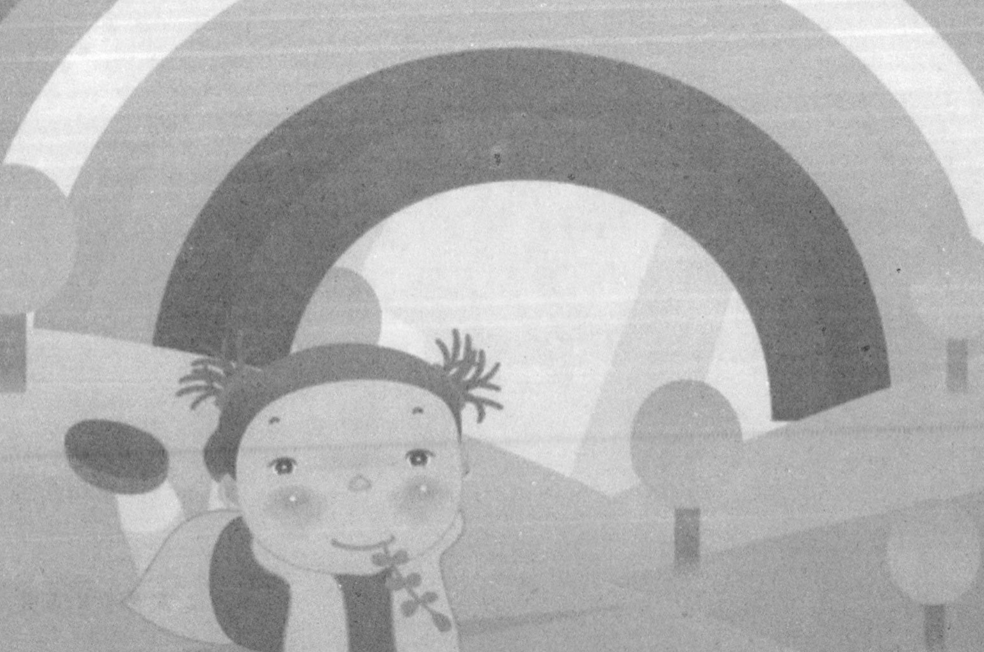

一、最常见的几种小儿季节性传染病的预防

1. 与感冒相似的流行性感冒

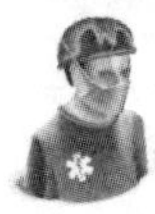

【专家解说】

流行性感冒简称流感，它是由流行性感冒病毒引起的急性呼吸道传染病，传染力强，常呈地方性流行。当人群对新的流感病毒变异株尚缺乏免疫力时，可酿成世界性大流行，其特点为突然发生与迅速传播。流感病毒可分甲、乙、丙三型，同型病毒又可分为若干个亚型。其中甲型流感病毒还可感染多种动物，是人类流感的主要病原，易发生变异，往往容易造成爆发流行或大流行。各型之间无交叉免疫。

流感是通过飞沫传播的。当病人咳嗽、喷嚏或大声说话时，病毒会随飞沫喷到病人周围空气中，侵入正常人的鼻黏膜而传染，通过尘埃及日常用品的间接接触传播也有可能。流行性感冒病人是主要传染源，潜伏期数小时至1～2天，自潜伏期即有传染性。发病3天内传染性最强，轻型患者在传播上有重要意义。隐性感染者排病毒的数量较少且时间短，故传染意义不大。

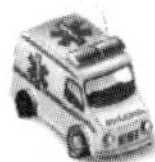

【疾病信号】

流感呼吸道的症状和上呼吸道感染（感冒）相像，如鼻塞、流涕、喷嚏、咽干、咽痛、干咳、结膜充血、流泪等。但是流感起病急，伴有高热、寒战、头痛、肌肉疼痛、皮疹、乏力等。发热一般持续3～4天，热退后全身症状减轻。还可出现腹痛、腹泻、腹胀、呕吐等消化道症状。婴幼儿可以并发肺炎，病原可为流感本身，或继发细菌感染。偶见浆液性或化脓性胸膜炎。部分患儿可并发中毒性脑病发生惊厥、嗜睡，还可见心肌炎、脑炎。如果孩子是患了流感，只要没有并发其他严重的并发症，一般无需特殊的治疗，三四天以后就会好转。但是，也有的孩子因为发生流感后，机体抵抗力下降，发生继发感染，那就必须引起充分重视，及早去医院就医。

流行性感冒的诊断可根据以下四点确定。

(1)接触史及集体发病史　短期内有较多患者出现感冒症状、体征。

(2)典型症状和体征　流感发病较急，全身症状较重，病人持续高热，体温高达40℃，肌肉关节酸痛，而鼻塞、流涕、咽痛等症状出现较迟。

(3)流行特征　流行性感冒发生突然，传播迅速，同时有明显的地区性流行。

(4)实验室检查　①血常规检查：白细胞总数降低，嗜酸性粒细胞消失，淋巴细胞相对增加。如合并细菌感染，则白细胞总数及中性粒细胞偏高。②病毒分离：早期可获得70%的阳性结果，一般于发病第七日即不能再获得阳性结果。③免疫荧光技术：取患者鼻洗液中黏膜上皮细胞的涂片标本，应用荧光抗体技术加以检测，结果出现快，灵敏性高，有助于早期诊断。④血清学检查：血凝抑制试验的特异性较高，补体结合试验的灵敏性较高。但这些方法不适合于快速诊断。

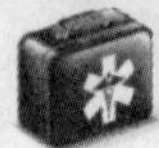

【治疗顾问】

目前尚缺乏有效的抗流感病毒药物，如无并发症不需特殊治疗，应着重于护理及并发症的预防。

(1)患者宜于隔离，卧床休息，多饮水，给予流质或半流质饮食，进食后以温盐水或温开水漱口，保持鼻咽及口腔清洁。

(2)对症治疗，高热用物理降温或药物降温。剧咳者给予阵咳剂或祛痰剂。有继发细菌感染时，选用相应的抗生素治疗。

(3)抗病毒治疗可用利巴韦林(10～15mg/kg/天)、双黄连等。甲型流感可用金刚烷胺治疗，1～9岁(4mg/kg/天)每日不超过150mg；9岁以上0.1g，每日2次，疗程5天。

(4)关于预防，应与患者隔离，并可接种流感疫苗。

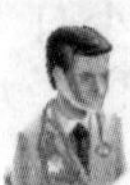

【专家告诉你】

如果孩子患了流感，家长一般可以做以下一些工作。

(1)要注意孩子体温的变化，一般每3～4小时要给孩子测一次体温。

(2)遵医嘱给孩子服用退烧药，并要孩子多喝水，注意休息，这样有利于退烧。

(3)注意房间的卫生和保暖，并对房间进行简易消毒，如将加热的醋放在房间里。

(4)患儿擦鼻涕用过的纸巾要及时处理掉，用过的毛巾要用沸水消毒。在孩子康复以前不要让孩子去幼儿园，以免传染给其他孩子。

2. 常让家长掉以轻心的麻疹

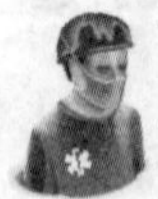

【专家解说】

麻疹，俗称“疹子”，是一种由麻疹病毒引起的急性出疹性呼吸道传染病，具有高度的传染性，是小儿常见的传染病之一。约90%发生在6个月至5岁的未接种过麻疹疫苗的小儿，一年四季均可发生，但以冬末春初为多。

麻疹病毒存在于患者的鼻咽分泌中，具有较强的传染性。通常要直接与患者接触才被感染，通过第三者或衣物间接传染的可能性较小。因此，出疹前后5天内为本病的传染期。没有患过麻疹的，不论男女老少皆易受到传染。6个月以下的小儿从母体获得免疫力可暂不受传染。如果母亲没有患过麻疹，新生儿也能发病。患病后大多能获得终身免疫，第二次发病者极少见。麻疹以发热、上呼吸道炎、结膜炎、口腔黏膜斑及全身丘疹为主要特征。麻疹潜伏期一般在8～14天左右，少者可短到6天，接受过免疫注射者可延长至3～4周。

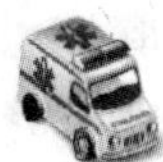

【疾病信号】

家长如何发现孩子患了麻疹？典型麻疹有什么特点？

(1)前驱期　一般为3～4天，病初起似感冒，发热(体温39℃～40℃)，伴纳差、乏力、全身不适等。同时出现呼吸道其他症状：两眼发红，畏光，眼泪汪汪，流涕，咳嗽，喷嚏。发热2～3天后，口腔颊黏膜口可出现小白点，周围有红晕，即为麻疹黏膜斑。

(2)出疹期　多在发热后3～4天出现红色斑丘疹，不伴痒感，先见于耳后、颈部，逐渐蔓延至面部、躯干及四肢，最后达手掌、足底，至此说明疹子已出齐，疹间皮肤正常。随着皮疹发展，全身症状加重，体温可达40℃以上，中毒症状加重，咳嗽及其他症状加剧。全身淋巴结以及肝、脾轻度肿大。

(3)恢复期　皮疹出齐后按出疹顺序消退，体温下降，全身症状明显改善。疹退后可见糠麸样脱屑以及棕褐色色素沉着症，经过10～14天后完全消失。民间“烧三天，出(疹)三天，退三天”的俗语即是对麻疹病情的概括。

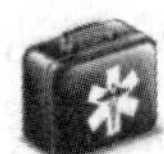

【治疗顾问】

孩子得了麻疹怎么治疗？

(1)孩子得了麻疹如无并发症应在家中隔离，隔离时间为5天；有并发症者需延长至10天。由于麻疹病毒一旦离开人体很快就会丧失致病力，因此，只要居室经常开窗通风换气，就可以达到空气消毒的目的。家长接触病儿后，只需在户外逗留20分钟，即可不传染他人。病儿的衣服、被褥、玩具等在室外晒1～2小时就可达到消毒目的。

(2)卧床休息至疹子消退、症状消失。为了使病儿休息好，应为其创造一个良好的休养环境。居室要安静，空气要新鲜湿润，要经常开窗通风，但要避免穿堂风，不要让冷风直接吹到病儿身上，要避免强烈光线刺激病儿的眼睛，窗户拉上窗帘，灯泡用灯罩罩住。给病儿穿衣盖被要适当，穿盖过多，捂得全身是汗，见风反而容易感冒着凉，而引起肺炎。

(3)食物给以清淡、易消化的流食或半流食。多喝水或热汤，这样不但有利于将身体内的毒素排出，利于退热，还可以促进血液循环，使皮疹容易发透。疹子消退，进入恢复期，应及时添加营养丰富的食物。除生冷油腻的食物外，不需“忌口”。

(4)注意病儿的皮肤、眼睛、口腔、鼻腔的清洁。麻疹病毒侵入人体后，不但使皮肤出疹子，同时还使眼结膜、口腔、鼻腔黏膜产生分泌物，这些分泌物中含有大量病毒，如不及时清洗，分泌物长时间地刺激皮肤黏膜，使这些部位的抵抗力下降，给病毒继续入侵和其他致病菌的生长繁殖创造了条件。因此，做好病儿皮肤黏膜的清洁卫生是十分重要的。

(5)高热的护理。麻疹病儿如果没有并发症，发热不超过39℃，不必采用退热措施；发热在39℃以上的，需采取一些退热措施，如按医生的指导吃小量退热剂，忌冷敷及酒精浴。烦躁可适当给予苯巴比妥等镇静剂，剧咳时用镇咳祛痰剂，继发细菌感染可给抗生素。麻疹患儿对维生素A需要量大，世界卫生组织推荐，在维生素A缺乏区的麻疹患儿应补充维生素A，小于1岁者每日给10万单位，年长儿20万单位，共2日；有维生素A缺乏症状者1～4周后应重复。

(6)注意观察病情，及早发现并发症。麻疹的并发症多而且比较严重，常见的并发症有肺炎、喉炎、心肌炎及脑炎等。肺炎表现为咳嗽加重，气喘，呼吸困难，面色发绀。喉炎表现为声音嘶哑，吸气性呼吸困难，甚至出现像狗叫声的哮吼性咳嗽。心肌炎表现为面色苍白，心慌气短，乏力多汗。脑炎表现为嗜睡或烦躁，头痛，剧烈呕吐，甚至惊厥昏迷。如果发现上述表现，应立即请医生诊治，防止发生严重后果。

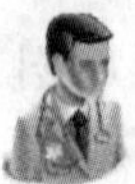

【专家告诉你】

家长如何做到预防麻疹？

(1)被动免疫　在接触麻疹后5天内，立即给予免疫血清球蛋白0.25mL/kg，肌注，可预防麻疹发病。被动免疫只能维持8周，以后应采取主动免疫措施。

(2)主动免疫　采用麻疹减毒活疫苗是预防麻疹的重要措施，其预防效果可达90%。虽然5%～15%接种儿可发生轻微反应如发热、不适、无力等，少数在发热后还会出疹，但不会继发细菌感染，亦无神经系统并发症。国内规定初种年龄为8个月，如应用过早，则存留在婴儿体内的母亲抗体将中和疫苗的免疫作用。由于免疫后血清阳转率不是100%，且随时间延长免疫效应可变弱。1989年美国免疫咨询委员会提出，4～6岁儿童进幼儿园或小学时，应第二次接种麻疹疫苗；进入大学的青年人要再次进行麻疹免疫。急性结核感染者注射麻疹疫苗的同时应进行结核治疗。

(3)控制传染源　早期发现患者，早期隔离。一般病人隔离至出疹后5天，合并肺炎者延长至10天。接触麻疹的易感者应检疫观察3周。

(4)切断传播途径　病人衣物应在阳光下曝晒，病人曾住房间宜通风并用紫外线照射，流行季节中做好宣传工作，易感儿尽量少去公共场所。

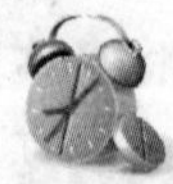

【特别提醒】

如果疹出突然隐没，或出疹顺序杂乱，或疹出不透，伴面色白、咳嗽气急、高热肢冷、口唇紫绀者，提示有并发症。常见并发症如下。

(1)喉、气管、支气音炎　麻疹病毒本身可导致整个呼吸道炎症。由于小于3岁的小儿喉腔狭小，黏膜层血管丰富，结缔组织松弛，如继发细菌或病毒感染，可造成呼吸道阻塞而需行气管切开术。表现为声音嘶哑、犬吠样咳嗽、吸气性呼吸困难及三凹征，严重者可窒息死亡。

(2)肺炎　由麻疹病毒引起的间质性肺炎常在出疹及体温下降后消退。支气管肺炎更常见，为细菌继发感染所致，常见致病菌有肺炎链球菌、金黄色葡萄球菌和嗜血性流感杆菌等，故易并发脓胸或脓气胸。艾滋病(AIDS)病人合并麻疹肺炎，伴有皮疹，常可致命。

(3)心肌炎　较少见，但一过性心电图改变常见。

(4)麻疹脑炎 发病率约为1‰～2‰，多在出疹后2～5天再次发热，外周血白细胞增多，出现意识改变、惊厥、突然昏迷等症状。

(5)结核恶化　麻疹患儿的免疫反应受到暂时抑制，对结核菌素的迟发性皮肤超敏反应消失，可持续几周，使原有潜伏结核病灶变为活动甚至播散，而致粟粒型肺结核或结核性脑膜炎者不鲜见。

(6)营养不良与维生素A缺乏症　麻疹过程中由于高热、食欲不振，可使患儿营养状况变差、消瘦。常见维生素A缺乏，角膜呈混浊、软化，且发展极迅速，最后导致失明。

3. 容易混淆的传染病——水痘

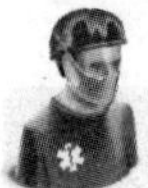

【专家解说】

水痘是由水痘-带状疱疹病毒引起的一种传染性极强的儿童期出疹性疾病，通过接触或飞沫传染。一般初次感染时都发生水痘，再度感染同样病原体时则出现带状疱疹。易感儿发病率可达95%，以学龄前多见，多在集体托幼机构陆续发病，水痘潜伏期为10～21天。

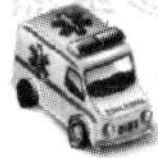

【疾病信号】

孩子发热，但体温不太高。发热当天或次日皮肤出疹，皮疹先见于躯干及头面部，逐渐蔓延至四肢，呈向心性分布。皮疹大小不一，初为红色小斑疹，数小时内变为丘疹，再经数小时变为水疱，疱内含清状液，壁薄，易破，1～3天后干结成痂，患者身体同一部位(躯干明显)可见斑疹、丘疹、水疱、破溃、结痂的各型皮疹，3～5天分批出现，1～2周后痂盖脱落。一般来说，水痘的痂脱落后不留瘢痕，因皮疹痒，孩子经常用手去抓，可能继发细菌感染，感染后有可能形成瘢痕。轻型的水痘没有什么并发症，少数孩子可并发肺炎、心肌炎和脑炎等。

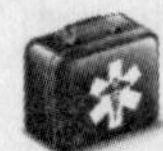

【治疗顾问】

水痘如何治疗?

(1)给孩子剪指甲,勿抓破疱疹,以免继发感染。

(2)水疱破裂时涂以无环鸟苷眼药水。

(3)皮疹痒时可给予口服扑尔敏 0.3～0.4mg/kg/天,每日 2～3 次。维生素 B_{12} 500mg,一次性肌肉注射,可使皮疹减轻,疱疹结痂较快。

(4)当体温很高、水痘频繁发出及出现并发症的重症病例可用阿昔洛韦治疗,剂量为 10～15mg/kg/天,口服或静滴,5～7 天。重型水痘早期可用干扰素。水痘患者禁用激素,因其他疾病服用肾上腺皮质激素或免疫抑制剂者应迅速减量并停用。

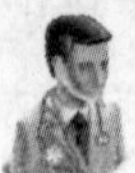

【专家告诉你】

家长如何预防水痘?患水痘后要将孩子隔离起来,不要与其他小朋友接触,以免传染,直至全部疱疹结干痂脱落为止。如果正常孩子接触过出水痘的孩子,那么要观察 21 天,看看在这期间是否会发生水痘。对体弱、免疫力低下的患儿,在接触水痘后用人体球蛋白作被动免疫,在接触后 4 天内注射丙种球蛋白 0.4～0.6mL/kg,可免于发病或减轻症状。我国已制成"水痘减毒活疫苗",经卫生部批准已开始应用,可预防水痘。

4. 家长少知的幼儿急疹

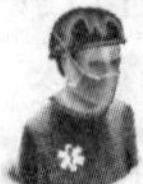

【专家解说】

幼儿急疹,又称婴儿玫瑰疹,由人类疱疹病毒 6 型病毒引起,是婴幼儿时期一种常见的出疹性传染病。多发生在 2 岁以下的婴儿,6 个月以下的婴儿更多见。幼儿急疹虽然也是传染病,但传染性不如麻疹、风疹强。患过此病后,一般不再患第 2 次。

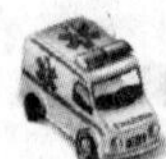

【疾病信号】

一般家长对幼儿急疹可能不如对麻疹、水痘等那么熟悉。它也是婴儿常见的出疹性疾病,老年人俗称"烧疹子"。病毒通过呼吸道进入体内经过一段潜伏期(感染病毒后约 10 天)就开始发热,起病很"凶猛",小儿突然高热,可达 39℃～40℃。个别患儿病初有因高热发生抽风的,一般仅抽一次,时间很短,抽风后仍然一切如常。查白细胞下降,淋巴细胞比例升高,嗓子有点红,常在耳朵后面或枕骨后两侧可摸到黄豆大的淋巴结,孩子发热一直不退,吃药、打针都无效,等烧到 3～4 天后,体温突然之间降至正常,热退时全身皮肤出现粉红色(玫瑰色)的斑丘疹,面部较少,颈及躯干部多见,1 天出齐,本来伴随发热出现的症状如厌食、恶心、呕吐、腹泻等也随着热退疹出逐渐消失，1～2天疹退后不留痕迹、不脱皮。因此，幼儿急疹最大特点是热退后周身迅速出现皮疹，并且皮疹很快消退，没有脱屑、没有色素沉着。这些婴儿在没有出现皮疹前有发热，热度可以比较高，但是感冒症状并不明显，精神、食欲等都还可以，咽喉可能有些红，颈部、枕部的淋巴结可以触到，但无触痛感，其他也没有什么症状和体征。至体温将退或已退清时，全身出现玫瑰红色的皮疹。这时有些家长才恍然大悟，其实这时候急疹已近尾声。急疹对婴儿健康并没有什么影响，出过一次以后也不会再出。

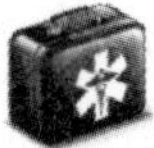

【治疗顾问】

孩子患了幼儿急疹，无特效治疗，家长只需做到以下几点。

(1)让患儿休息，病室内要安静，空气要新鲜，被子不能盖得太厚、太多。

(2)要保持皮肤的清洁卫生，经常给孩子擦去身上的汗渍，以免着凉。

(3)给孩子多喝些开水或果汁水，以利出汗和排尿，促进毒物排出。

(4)流质或半流质饮食。

(5)高热时给予药物退热(泰诺林滴剂或美林)或物理降温，也可用清热解毒中成药。有高热惊厥者给予止惊药：安定0.3～0.5mg/kg，最大量10mg，静注，速度1～2mg/分钟，必要时15分钟重复一次；苯巴比妥8～10mg/kg/次，肌注；10%水合氯醛0.5mL/kg/次，灌肠。绝大多数病人预后好，病人隔离至皮疹退尽，密切接触者隔离、检疫10天。本病无特殊预防方法，流行期间，婴儿宜少外出。

5. 四季均可发生的痄腮

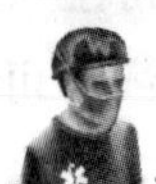

【专家解说】

人们常说的“痄腮”，医学上称为“流行性腮腺炎”，有人简称“腮腺炎”，这种表达不准确。腮腺炎有多种类型，如化脓性、过敏性、阻塞性，而流行性腮腺炎是一种常见的儿童呼吸道传染病，它是由流行性腮腺炎病毒引起的，一年四季均可发生，以冬春两季为多见，4～15岁的儿童容易受感染，以腮腺的非化脓性肿胀和疼痛为主要特征。

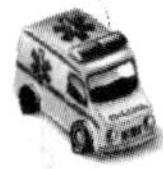

【疾病信号】

流行性腮腺炎的潜伏期可达14～21天。流行性腮腺炎病毒侵入机体后，病初孩子常常有发热、纳差、乏力等症状；1～2天后，腮腺就会肿大，开始时可能一侧先肿大，然后对侧肿大，也可能两侧同时肿大，腮腺肿大以耳垂为中心，向前、后、下周围弥漫肿大，边界不清，疼痛，并逐渐加重，尤其张口进食、咀嚼以及进食酸性食物时疼痛加剧。腮腺管

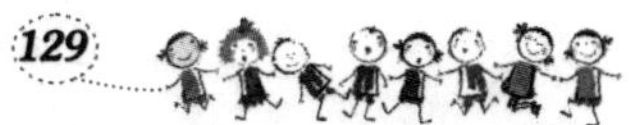

口可见红肿。肿胀的皮肤不发红，肿胀的皮肤边界与周围正常皮肤界限不明显，用手轻轻摸触具有弹性感及轻压痛。颌下腺、舌下腺也可同时受累。肿胀期一般1～3天达高峰，持续4～5天，整个过程6～10天，最长2周。热程一般3～7天。

如果疑为流行性腮腺炎，要及时到医院检查。需做的检查有以下几项。

(1)血象　白细胞大多正常或下降，淋巴细胞相对升高，有并发症时白细胞可升高。

(2)血清和尿液淀粉酶测定。

(3)免疫学实验　①血凝抑制实验：取早期及恢复期双份血清测腮腺炎病毒抗体IgM。②病毒分离：自患者早期唾液、血、尿中分离。

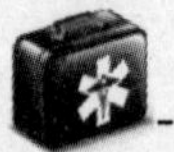

【治疗顾问】

流行性腮腺炎无特效疗法，一般用抗生素和磺胺类药物无效。本病常采用中西医结合方法对症处理。

(1)一般护理　隔离患者使之卧床休息直至腮腺肿胀完全消退。注意口腔清洁，饮食以流质或软食为宜，避免酸性食物，保证液体摄入量。

(2)对症治疗　宜散风解表，清热解毒。用板蓝根60～90克水煎服，或银翘散加大青叶15克水煎服；局部外涂可将紫金锭或青黛散用醋调，外涂局部，一日数次。高热、头痛、呕吐时给予适量利尿剂脱水。

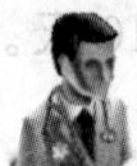

【专家告诉你】

腮腺炎患儿应隔离至腮腺肿大消退或发病后10天。流行性腮腺炎高发季节，尽量不要带孩子到人多拥挤的地方，更不要到有腮腺炎病人的家里串门。居家环境保持空气清新，每天开窗通风2～3小时，减少病毒侵犯的可能性。接触过腮腺炎病人的孩子，可按照医生的指导给他喝些板蓝根，有一定预防作用。而且还要密切观察一周，确定孩子没有出现发病的症状才可以安心让他接触别人。最佳的预防方法莫过于接种疫苗，常采用麻疹、风疹、腮腺炎三联疫苗(即MMR)，在18个月龄时预防注射，免疫后的中和抗体至少可维持9.5年。

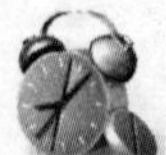

【特别提醒】

家长要特别注意和预防出现并发症，如睾丸炎、卵巢炎、胰腺炎等，尤其是并发了脑炎，应特别重视。男孩子可并发睾丸肿痛，女孩子下腹部疼痛，这是并发症的危险信号。尤其是当孩子合并发热、头痛、项强、呕吐、嗜睡等症状，应考虑是否合并脑炎。在腮腺肿期或前后还可以出现肾炎、心肌炎、胰腺炎以及感应性耳聋。

孩子患了腮腺炎，急性期应卧床休息，避免劳累，半流质饮食，少食酸性、刺激性及硬

的食物，至腮腺肿胀完全消退为止。注意口腔清洁。高热患儿退热对症，呕吐患儿注意补液，维持水电解质平衡。发病早期可用利巴韦林15mg/kg/天，口服、肌注或静滴，疗程5～7天。干扰素可降热及缩短热程。腮腺肿大部位可用中药青黛调水或鸡蛋清外敷，也可用紫金锭以水调匀外敷，每日1次。脑炎症状明显者按病毒性脑炎治疗。对重症脑膜脑炎、睾丸炎或心肌炎患儿必要时可采用中等剂量的糖皮质激素进行3～7天的短期治疗。胰腺炎时应禁食，胃肠减压，补液，疑有细菌感染时可加用抗生素。

二、父母要警惕及预防的几种传染病

1. 儿童肝炎父母知多少

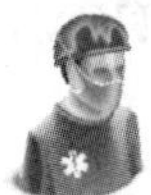

【专家解说】

病毒性肝炎的种类

病毒性肝炎是由多种肝炎病毒引起的常见传染病，具有传染性强、传播途径复杂、流行面广泛、发病率较高等特点。我国是个肝炎大国，病毒性肝炎发病数位居法定管理传染病的第一位，仅慢性乙型肝炎病毒感染者就达1.2亿。慢性乙型肝炎病程迁延，如得不到及时的治疗，将会发展为肝硬化甚至肝癌，严重危害人类健康。病毒性肝炎分甲型、乙型、丙型、丁型和戊型肝炎五种。以往所谓的非甲非乙型肝炎(NANBH)经血行感染者称输血后非甲非乙型肝炎(PT－NANBH)，通过粪-口感染的称为肠道传播的非甲非乙型肝炎(ET－NANBH)。近年来经分子生物学技术研究证实，上述非甲非乙型肝炎的病原引起病毒性肝炎者有两种类型，前者称丙型肝炎(hepatitis C;HC)，后者称戊型肝炎(hepatitis E;HE)。急性肝炎病人大多在6个月内恢复，乙型、丙型和丁型肝炎易变为慢性，少数可发展为肝硬化，极少数呈重症经过。慢性乙型、丙型肝炎与原发性肝细胞癌的发生有密切关系。

病毒性肝炎的流行渠道

(1)传染源　甲型肝炎的主要传染源是急性病人和亚临床感染者，在甲型肝炎自然史中，亚临床型或隐性感染是主要的。甲型肝炎暴发流行时，隐性感染与显性感染的比例最高为10∶1。甲型肝炎病人在恢复期无传染性，在流行病学有意义的系甲型肝炎亚临床型或隐性感染患者。

急性和慢性乙型肝炎患者以及病毒携带者均是本病的传染源。急性患者从潜伏期末至发病后66～144天，其血液内都具有传染性。由于传染期短，作为传染源的意义不如慢性肝炎患者和病毒携带者大。

丙型肝炎分布世界各地，无明确地理界限，慢性丙型肝炎和 HCV 或抗 HCV 阳性无症状携带者均是本病传染源。

急性和慢性丁型肝炎患者以及 HDV 携带者、戊型肝炎病人和隐性感染者均是本病传染源。

(2)传播途径　甲型肝炎病毒主要从肠道排出，通过日常生活接触而经口传染。甲型肝炎常引起爆发流行，主要通过水或食物的污染而引起。

乙型肝炎病毒(HBV)可通过输血、血浆、血制品或使用污染病毒的注射器针头、针灸用针、采血用具而发生感染，血液透析等亦有感染 HBV 的危险。乙型肝炎的母婴传播主要系分娩时接触母血或羊水和产后密切接触引起，但少数(约 5%)可在子宫内直接感染。

丙型肝炎主要通过输血而引起，本病约占输血后肝炎 70%以上。

输血或血液制品是传播丁型肝炎(HDV)的最主要途径之一，其他包括经注射、针刺传播，日常生活密切接触传播。在 HDV 高流行区，观察到 HBsAg 阳性的家庭人员中存在 HDV 呈家属聚集性。与 HBV 不同，HDV 的母婴传播较少见，仅当孕妇携带 HBV，合并或重叠 HDV 感染，其所生婴儿感染了 HBV，才有可能感染 HDV。

戊型肝炎的传染源主要是患者粪便污染水源或食物，传播途径主要通过粪-口感染。

(3)人群易感性　甲型肝炎主要发生于儿童及青少年，婴儿在出生后 3 个月内血清中抗 HAV 约 60%呈阳性，主要是从母体中被动获得。6 个月后抗 HAV 迅速下降，故在儿童期内易得甲型肝炎。

乙型肝炎年龄分布与 HBV 传播途径及当地的流行程度有关，高峰年龄多在 20～40 岁的青壮年。儿童由于母婴传播引起出生后 6 个月发病率升高，4～6 岁为高峰年龄，人群普遍有易感性。

丙型肝炎常呈散发，无明显季节性，无地理界限，呈全球性分布，人群感染率 0.1%～6%，发病年龄是以青壮年为主，20 岁以后抗 HCV 阳性率明显升高，以后持续在一定水平上，但性别间和民族间差异不大，儿童感染率不高。

丁型肝炎普遍易感，但存在地理区域的差异，我国发病率不高，分布以西北边疆少数民族地区略高，各地均可检测到。儿童感染率低，在儿童病毒性肝炎的构成比中低于 1%。

戊型肝炎主要侵犯青壮年，儿童及老年人发病较少。1986～1988 年我国新疆发生流行，15～39 岁年龄组的罹患率为 6.3%，40 岁以上组 2.9%，15 岁以下组仅 0.9%。流行性戊型肝炎统计，男性与女性比约为 1.5～3:1，散发性戊型肝炎中男性更多。散发性戊型肝炎无明显季节高峰，流行性戊型肝炎常多见于雨季或洪水后。

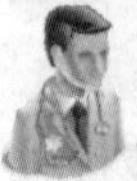

【专家告诉你】

如何让孩子远离病毒性肝炎？

(1)控制传染源　甲、戊型肝炎病人主要通过粪便排出病毒，排出时间主要是在发病前2周至发病后3周。故急性期病人必须住在传染病专科隔离治疗(因传染病医院所有的废弃物包括日常用水,都要在消毒之后才能排出院外,以避免污染食物、水源及日常用品),这对防止甲、戊肝的爆发流行有着重大的意义。应采取综合措施,改善卫生条件,建立严格的消毒隔离制度,加强医源性传播途径的管理,如肾透析、外科手术、拔牙、针灸、妇科检查及产科接生、献血员的乙型肝炎过筛,以及对饮食行业、保育人员和幼托机构儿童患者和乙型肝炎携带者的管理等。

(2)切断传播途径　应在社区内开展卫生宣传教育。养成良好的卫生饮食习惯,饭前便后洗手,把好“病从口入”这一关。水产品不宜生吃,生食的蔬菜、水果需仔细洗净。对于已经发生了病毒性肝炎病人的家庭,除了将病人送入传染病医院隔离治疗外,要将病人所用物品进行消毒。乙型肝炎重点在于防止通过血液和体液传播,加强血制品的管理,避免滥用血液制品和输注血液,需严格掌握使用指征;防止医源性传播,注射器、针头、针灸针、采血针、划痕针、探针、口腔科磨牙齿的钻头等应高压蒸汽消毒,预防接种或注射药物时,注射器和针头必须严格执行一人一针一管;防止生活用具感染,餐具及个人卫生洗漱、刮面等用具,个人专用;阻断母婴传播,对携带HBsAg孕妇应设专床分娩,产房所有器械设HBsAg阳性孕妇专用,并严格消毒。孕妇产前检查呈HBV携带者,于产前3个月每月注射一针乙肝免疫球蛋白200～400IU(孕妇单阳性指“小三阳”,肌注200IU;而双阳性或HBV DNA也阳性即“大三阳”,每次肌注400IU)。凡生于携带HBV母亲,属易感染HBV的高危新生儿出生需即刻采取主动免疫和被动免疫联合,以阻断母婴传播。HCV的传播途径主要为经血液传播,献血员中HCV感染者是主要传染源之一。因此,家长应知道孩子所需输血的血源渠道是否来源于血站。

(3)免疫预防　甲、戊型肝炎罕有二次发病者,故免疫预防对象是未感染者,主要为儿童和与肝炎病人有密切接触者。甲肝疫苗已有成型产品,甲肝灭活疫苗(贺福立适)1mL(720U)肌肉注射,通常接种2次,间隔1个月,有效保护时间可超过10年以上。乙肝主动免疫目前应用基因重组的乙肝疫苗,易感儿童每次5～10g,按0、1、6月接种3次,所产生的特异性抗体可持续10～15年。对乙肝的被动免疫,可用乙肝免疫球蛋白,对以外暴露者或HBsAg阳性孕妇所生的新生儿应给予注射。目前尚无主动免疫和被动免疫措施可预防HCV感染,丙型肝炎疫苗在积极研制中。目前也尚无丁型肝炎疫苗接种,由于丁肝病毒是缺陷病毒,必须依赖乙肝病毒才能复制,预防乙肝病毒感染也就可免受HDV感染。对易感者广泛接种乙型肝炎疫苗,可达到预防HDV感染的目的。HEV的基因重组疫苗尚在研制中。

2. 卷土重来的肺结核病

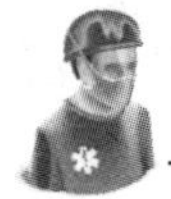

【专家解说】

近10年来,在全球范围内出现了结核病重新蔓延的趋势。造成结核病卷土重来的原因是多方面的，经济交通等方面的发展，人口流动不断增加，造成结核菌的广泛传播，特别是高发病地区的人群移向低感染、低发病地区，使结核病疫情地区出现结核病回升。艾滋病的迅猛增加，使感染艾滋病病毒的人免疫力明显下降，使结核病发病急剧上升，结核菌和艾滋病病毒双重感染者发生结核病的机会是单纯感染结核菌人的30倍。专家估计，仅2000年由于艾滋病的传播，造成了300万以上新结核病人的发生。据统计，有32%艾滋病人是死于结核病。由于结核病人治疗不合理或对结核病人的治疗缺乏管理，有的病人不能坚持规律治疗。加之近些年来对结核病防治工作的忽视，社会关注减少，群众对结核病缺乏防治知识，警惕性下降，有病不能早发现、早诊断和早治疗。鉴于全球结核病出现的严峻形势，世界卫生组织最近宣布全球结核病处于紧急状态。我国结核病疫情比较严重，但政府对结核病控制工作十分重视，制定了规划，加大了投入，从而可有效地遏制结核病的蔓延。

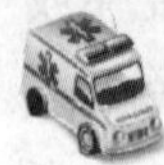

【疾病信号】

儿童时期的结核病是一种慢性传染病，发病时小儿会表现为烦躁、好哭、精神减退、体重减轻、盗汗、胸痛、反复感冒等症状，如果发现孩子长期低热伴有咳嗽(即“结核中毒”)症状时，一定要及时去医院就诊。小儿结核病中最常见的是原发性肺结核，大多数是肺部第一次受结核菌感染而引起的。小儿肺结核相对成人而言，起病较急，如果不及时治疗，会发展较快，一旦得到及时有效的治疗痊愈也快。多数患儿是可以治愈的，但在肺部会留下钙化灶。如果孩子与结核病人有过接触，不论有无上述症状都应该及时到结核病防治所进行检查。早期诊断、及时治疗对小儿结核病非常重要。一般先采用结核菌素皮肤试验，如果试验呈阳性，可能感染了结核病，有必要做进一步的检查。若需要，还应给小儿做胸部X线检查，确诊有无原发性肺结核病。

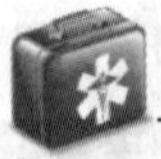

【治疗顾问】

在服用目前常用的几种抗结构药的时候，怎样最大限度地避免毒副反应？下面介绍几种常用的抗结核药物的不良反应与服用方法。

(1)异烟肼　不良反应主要为末梢神经炎(如出现肢端麻木、烧灼感、肌力减退)，肝功能损害，过敏。服异烟肼期间，应定期查肝功能，至少每3个月1次。若转氨酶轻度升高，但无症状，可在护肝治疗的同时继续用药；如有转氨酶升高，同时伴有恶心、腹胀、黄疸等症状，则须停药；若有四肢远端麻木或烧灼感等神经症状出现，应加服维生素 B_6，每日30～60mg，以改善症状。

(2)利福平　其最突出的不良反应为消化症状，可出现食欲不振、恶心、呕吐及腹泻等。利福平的肝损害也不容忽视，少数患者可发生黄疸及转氨酶升高，常见于剂量过大或患有慢性肝炎者。其他较少见的不良反应还有乳腺发育、皮肤过敏(表现为药疹，亦可见于其他抗结核药)、精神症状等。遇到恶心、呕吐等胃肠道反应,可调整用药时间,避免空腹时用药,或加服胃黏膜保护剂(如胃舒平、硫糖铝、铋剂)。有肝胆疾病史的患者禁用该药。服药期间须禁酒,在常规剂量下应用时亦应定期检查肝功能。

(3)吡嗪酰胺 不良反应较为少见,个别老年患者用药量偏大(每日剂量超过 2g 或疗程过长)的情况下,可出现肝毒性。少见的不良反应还有血尿酸升高及诱发关节痛。另外,有极个别对日光敏感者,服药可使皮肤曝光部位呈鲜红棕色或古铜色,停药后可逐渐恢复。为预防该药的毒性反应,每日剂量应在 2g 以下,疗程应在 3 个月以内,用药时间不可过长,老年人更应谨慎用药。痛风患者及有痛风病史的人应禁用该药。

(4)乙胺丁醇 乙胺丁醇的不良反应很少,为安全系数较高的抗结核药。据报道,该药长时间服用可偶发球后视神经炎(视力变昏暗、模糊,尤其在运动或洗热水澡以后,眼球后方可能会有疼痛的感觉)和末梢神经炎,但较小剂量使用时很少发生。服药期间要每月检查视敏度,包括视力、色觉、视野及眼底,若有异常反应及时减量并对症处理。一旦出现肢端麻木,可用维生素 B_6 对抗,可使症状较快改善。

(5)对氨基水杨酸 其最常见的不良反应是胃肠道症状,如食欲不振、恶心、呕吐、胃烧灼感、腹痛、腹胀及腹泻等。个别患者服药时间长(2 个月以上)会出现肝毒性。应于饭后服药,必要时可与氢氧化铝或碳酸氢钠同服,以减轻刺激性。若不良反应较重,则需要停药。同时应定期复查肝功能。

(6)链霉素 链霉素有听神经毒性,可引起听力下降或前庭功能障碍(平衡失调)。大剂量应用时还可对肝、肾功能有一定损害。

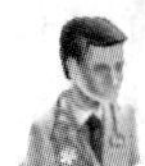

【专家告诉你】

结核病是慢性呼吸道传染病,主要通过带有结核菌的痰液传染。细菌通过患者咳嗽、喷嚏及高声谈笑时所喷射到空气中的飞沫传播。如果小儿将此飞沫吸入肺泡,细菌可在肺泡内生长繁殖,从而得病。孩子与患者距离愈近,或接触愈密,则传染机会就愈多。因此,保持室内空气流通,使飞沫数量减少,传染机会也少。一旦室内阳光照射充分,结核菌不易生存,儿童被传染的机会也就减少了。如果家里发现了痰内细菌阳性的结核患者,应动员去结核病防治所接受治疗以减少或控制其传染性。最重要的预防措施是将孩子与患者隔离,切勿让其喂食和亲吻搂抱,要分床睡,以切断传染源。哺乳母亲若患了肺结核,则应终止喂哺。

如何预防结核? 卡介苗是一种用来预防儿童结核病的、活的、减毒的结核菌菌苗。接种的主要对象是新生儿,一般新生儿出生后 48~72 小时内接种,接种部位在左上臂三角肌下端的皮内。接种后局部出现一个白色的小疱,大约 10 分钟后消退,留下一些痕迹,几天消失。3~4 周后,接种处的皮肤又出现黄豆大小、暗红色的突起,摸上去有硬块的感觉。随后,硬块的中央部位软化,形成一个小脓疱。脓疱可能自行吸收,也可能破溃,流出少量脓液,形成溃疡,2～3周后逐渐结痂,留下一个略凹的小瘢痕。同时,左腋下的淋巴结肿大,直径一般不超过1cm。这都是接种卡介苗后的正常反应,除了有溃疡时涂1%甲紫外,其余不必处理。注意洗澡时不要让水沾湿溃疡处。如果溃疡3～4周后仍不结痂或左腋下淋巴结直径大于1cm,皮肤表面发红、发热,则需要到医院进行恰当的处理。

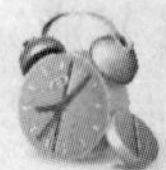

【特别提醒】

早产儿、难产儿、明显的先天畸形儿、出生体重在2500 g以下的新生儿,以及正在发热、腹泻及患有严重皮肤病的孩子暂时不能接种卡介苗。

卡介苗初次接种3个月后,应去防疫站进行结核菌素试验。如果试验结果是阴性反应,说明卡介苗没有接种成功,应重新接种。因此,接种卡介苗后的2～3个月内,孩子不能与结核病接触。即使接种成功,体内产生的免疫力也是相对的,不一定能抵御反复的、大量的、毒力强的结核菌,故要远离结核病患者。

3. 经蚊子传播的流行性乙型脑炎

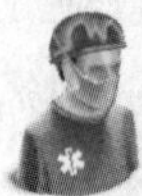

【专家解说】

流行性乙型脑炎(简称乙脑)是由乙脑病毒引起的以脑实质炎症为主要病变的急性传染病。临床以高热、惊厥、意识障碍、呼吸衰竭等症状为特征,重症者病后可留有神经系统后遗症。本病是一种人畜共患的传染病,猪是主要传染源,经蚊子叮咬而传播。我国除东北、西北的边远地区及高原地区外,均有本病发生。该病发病的季节性很严格,常在夏秋季流行。我国乙脑的流行高峰通常在7～9月,华南始于5月底,华中、华北始于6～7月。患病者多为10岁以下儿童,尤以2～6岁儿童最为常见。

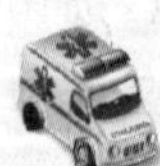

【疾病信号】

乙脑起病急,体温在1～2天内升高至39℃～40℃,持续7～10天,伴头痛、恶心、呕吐、嗜睡、精神萎靡、食欲不振,幼儿可有腹泻。体温持续上升至超高热,反复惊厥不止,昏迷或呼吸衰竭,甚至发生脑疝。重症者恢复期可有神志迟钝、痴呆、失语、扭转痉挛等。实验室检查:血象中白细胞数及中性粒细胞均增高;脑脊液透明或微浊,细胞数轻度或中度增加,蛋白质稍增高,糖和氯化物正常;特异性IgM抗体检查、白细胞黏附抑制试验、荧光抗体检测及脑脊液抗原等均可出现阳性,有早期诊断价值。

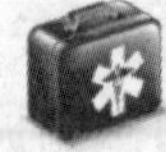

【治疗顾问】

当怀疑病人患乙脑时,应送医院进一步诊断治疗。病人应隔离,病室要防蚊、安静、空气流通。病儿多发生意识障碍，家长要配合医护做好口腔清洁，防止继发感染。昏迷病人要常翻身，注意皮肤清洁。保证营养及热量补充，适量补液。高热病人必须降温，以物理降温为主，头部必须枕冰袋，躯干用酒精或温水擦洗，药物可服小量阿司匹林，儿童可用安乃近滴鼻。惊厥或抽搐时，要给氧，给镇静药，保持呼吸道通畅，清除痰液。应用呼吸兴奋剂，加强脱水降颅压，使用肾上腺皮质激素及东莨菪碱等治疗。抗病毒和免疫疗法可选用干扰素等。重症病例或合并细菌感染时应加用抗生素。恢复期及后遗症处理，要加强营养，配合针刺，功能锻炼。

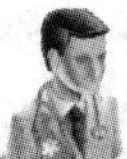

【专家告诉你】

如何预防乙型脑炎？

乙脑的预防主要采取两个方面的措施：灭蚊防蚊和预防接种。

(1)灭蚊　三带喙库蚊是一种野生蚊种，主要孳生于稻田和其他浅地面积水中。成蚊活动范围较广，在野外栖息，偏嗜畜血。因此，灭蚊时应根据三带喙库蚊的生态学特点采取相应的措施，如结合农业生产，可采取稻田养鱼或洒药等措施，重点控制稻田蚊虫滋生，或在畜圈内喷洒杀虫剂等。

(2)人群免疫　目前主要使用的乙脑疫苗有两种，一种是将病毒灭活的疫苗，另一种是减毒的活疫苗。疫苗注射的对象主要为 6 个月以上 10 岁以下的儿童。在流行前 1 个月开始，首次皮下注射(6～12 个月每次 0.25mL，1～6 岁每次 0.5mL，7～15 岁每次 1mL，16 岁以上每次 2mL)，间隔 7～10 天复种 1 次，以后每年加强注射一次。预防接种后 2～3 周体内会产生保护性抗体，一般能维持 4～6 个月。

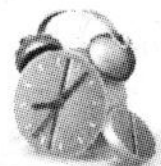

【特别提醒】

流行性乙型脑炎是一种主要危及儿童的传染病。病情重，变化快，高热、惊厥、呼吸衰竭是本病的三个主要症状，可互为因果，形成恶性循环。因此，必须及时发现病情变化，抓住主要矛盾，尽早尽快地采取中西医结合措施，提高治愈率，减少后遗症。本病通过皮下接种乙脑疫苗是可以预防的，对未打过乙脑预防针的儿童，如果是在乙脑流行季节出现高热、抽搐、嗜睡甚至昏迷，应首先想到乙脑的可能，速送医院就诊，以争取早期诊断、早期治疗。

4. 婴儿肝炎综合征是否传染

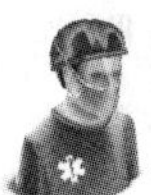

【专家解说】

婴儿肝炎综合征是指 1 岁以内婴儿(包括新生儿)由不同病因引起，主要以黄疸、肝功能损害、肝或脾大的一组症状。近年研究认为，本病是由某种病原造成围生期感染的生理性胆汁淤滞的增强与延续，肝活检可见肝细胞多核巨细胞化和炎症改变。

引起此征的病因有①感染性：有病毒性感染，如巨细胞病毒（CMV）、肝炎病毒、EB病毒、风疹病毒、肠道病毒、疱疹病毒、腺病毒、黄热病毒等，也有各种细菌感染及弓形体感染。②先天性代谢异常性疾病：如肝豆状核变性、半乳糖血症、果糖不耐受性、α_1抗胰蛋白酶缺乏症等。③肝内或肝外胆道异常：如先天性胆道闭锁。

病毒感染是婴儿肝炎综合征最主要病因，其中乙肝病毒是主要的病因之一。甲肝病毒和戊肝病毒作为婴儿肝炎综合征的病因罕见。丙肝病毒通过母婴传播和输注血制品引起婴儿肝炎综合征的报道日益增多，其危害并不亚于乙肝病毒感染。近年来，巨细胞病毒的感染率逐渐上升，已成为本病的首位病因，且认为可能和胆道闭锁的发生及胆总管囊肿有关。其他病毒感染如单纯疱疹病毒、EB病毒、肠道病毒、流感病毒和腺病毒的感染等，均是婴儿肝炎综合征的常见病因。

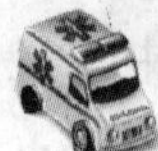

【疾病信号】

婴儿（包括新生儿）黄疸持续不退或加深，大便发白，小便深黄，肝脾肿大，肝功能损害，可诊断为“婴儿肝炎综合征”，简称“婴肝征”。家长听到“肝炎”二字，心里十分紧张，担心这个病会传染，是否需要隔离。要回答这个问题，首先要弄清楚是哪些原因可引起婴儿肝炎综合征。凡属上述病因中②、③类疾病引起的这组综合征是不会传染的，而第①类疾病引起的婴儿肝炎综合征是会传染的，要注意隔离。

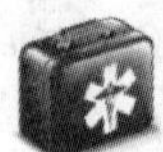

【治疗顾问】

对婴儿肝炎综合征，不能一概而论，应根据不同的病因区别对待。婴儿肝炎综合征的治疗主要是控制继发感染，支持疗法，保肝疗法，等待进一步明确病因治疗，以从根本上解除病因。实际上，这一治疗过程也是诊断明确的过程，因为经过以上治疗，各种原因引起的肝炎都会逐渐治愈。对治疗没有反应，黄疸进行性加重者，即可逐渐明确为先天性胆道梗阻，这种病儿的预后一般较差，多因继发感染而死亡。

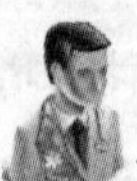

【专家告诉你】

婴儿肝炎综合征的护理更为重要，需预防继发感染的发生。居室应清洁舒适，空气新鲜，阳光充足。要改善喂养，如孩子因呼吸道感染而呛奶，可在牛奶中加少许糕干粉或市售米粉，使奶液变稠。避免呛奶引起窒息，喂奶时取半卧位或抱起拍背以减少呕吐。腹泻病儿要每次大便后洗臀部，涂油，注意观察大便的颜色变化，适当禁食，以防脱水。中药治疗效果较佳，运用清肝热、利胆退黄的治法，用中药治疗已取得较好的疗效，特别是对于胆汁黏稠综合效果较明显。

五官篇

龋齿俗称蛀牙，与饮食习惯和卫生习惯等有关。预防龋齿应该从婴儿期开始，定期口腔健康检查，尽早预防龋齿。要求每隔半年给婴儿进行一次口腔健康检查，随时发现问题，及时处理，以利于婴幼儿的健康成长。

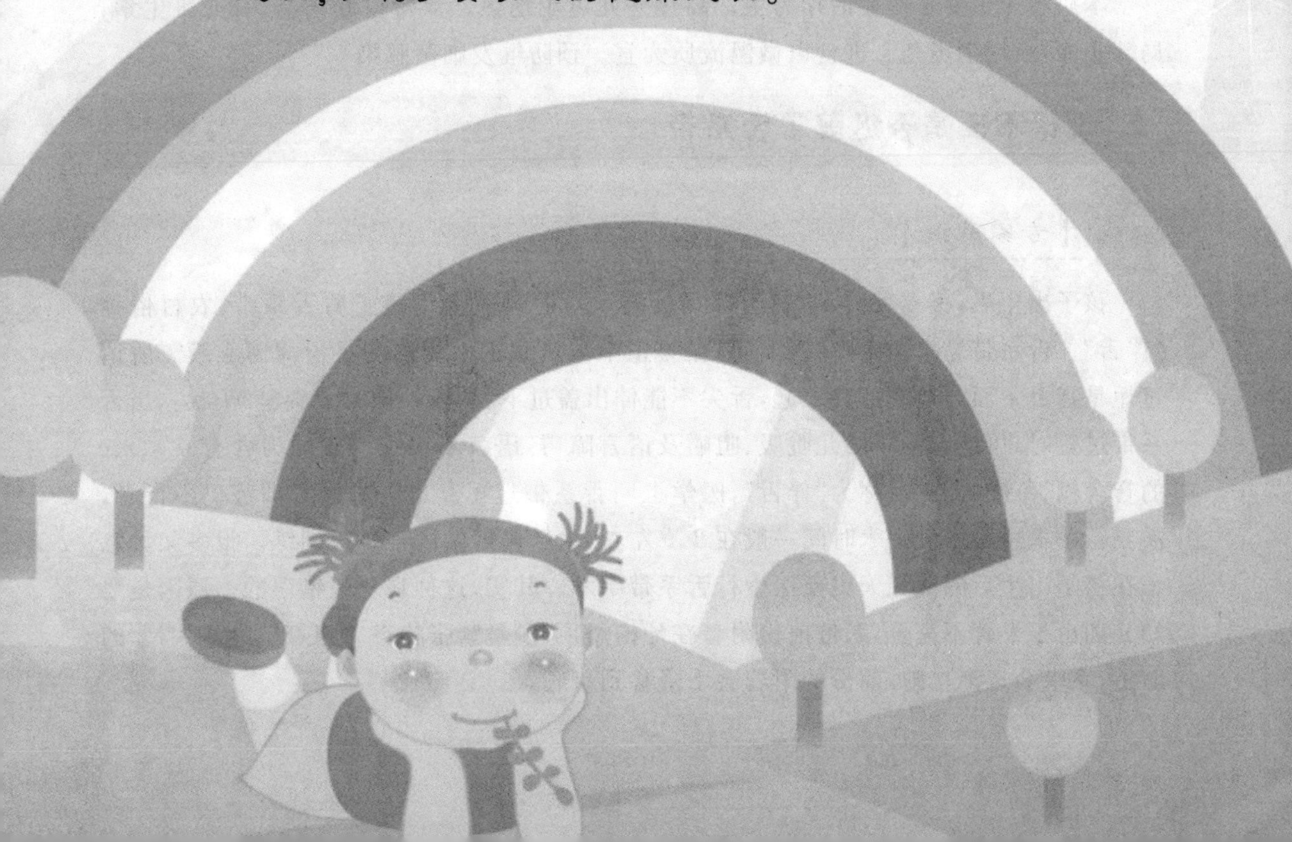

一、口腔疾病面面观

1. 口腔炎需细辨

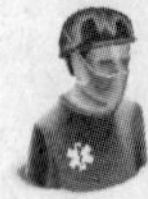

【专家解说】

口腔炎是指口腔黏膜发炎，常见的有真菌性口腔炎和疱疹性口腔炎。

(1)真菌性口腔炎　又称为鹅口疮，是由白色念珠菌引起的，多发生于小婴儿。患本病时，孩子口腔黏膜上有乳白色的斑片，不易擦去，严重时整个口腔黏膜及舌面都有白色斑片。本病治疗方法是涂2%的克霉唑甘油或制霉菌素溶液，每天2～3次。注意不要用纱布擦拭婴儿的口腔黏膜，人工喂养婴儿的奶瓶、奶嘴要经常清洁、消毒。

(2)疱疹性口腔炎　由疱疹病毒引起。婴儿有高热，哭吵，不愿进食(尤其是比较热的食物)，口水多。检查口腔可以发现孩子的齿龈、颊黏膜、口唇黏膜、舌尖、上腭及咽部有直径2～3mm的疱疹，疱疹破后形成溃疡。一旦孩子患此病，应去医院就诊。

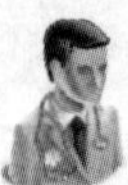

【专家告诉你】

本病治疗主要是对症治疗为主。高热病儿可予退热。保持口腔清洁，补充维生素，局部止痛，涂用消炎药。进食以微温流质为宜。预防继发细菌感染。

2. 说话不清是否迟剪了舌系带

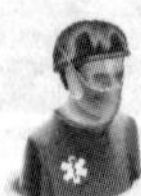

【专家解说】

孩子出生后，很多家长、助产士都积极要求口腔科医生为孩子剪舌系带，农村俗称“伴舌”。舌系带是指在舌腹(舌下面)黏膜正中与口底正中相连的一层薄薄黏膜。所谓过短是指舌下面与口底连在一起，舌尖不能伸出盖过下唇，往外伸时舌尖呈W状。当舌系带过短时，可能影响婴幼儿吮吸、咀嚼及语言障碍，语言不清主要表现为含有a、s、z、c的音含糊、不准，此症状称为“伴舌”，医学上叫舌系带过短。若经过语言训练仍不行者，需要行手术矫正术。手术时间一般在2岁左右，术后仍需做语言矫正训练。很多父母急于在孩子出生后的两三天内要医生行舌系带手术。其实，这种观念是错误的。原因是婴幼儿期由于发育不完全，系带前份附着在牙槽嵴顶，多呈紧张状态。随着年龄增大，牙的萌出，系带会逐渐松弛，前份的附着会下降移到口底。

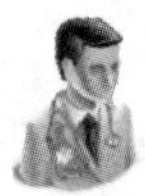

【专家告诉你】

婴幼儿期不必急于行舌系带矫正术，只要婴儿能够吮吸母乳就可以待幼儿说话前就医，根据当时情况再决定是否要手术。

孩子说话不清原因很多，有的孩子做了舌系带矫正术，仍然说话不清，要注意与大脑发育不全、智力障碍的病儿说不清话相区分。还有的孩子说不清可能是伴有听力障碍，如果孩子说话有严重鼻音，要请口腔科医生检查是否有隐性腭裂或软腭裂(即腭部软组织裂开)。大多数孩子发音不准是从小学说话时家长不能细心、耐心的矫正，与舌系带无关，不是舌系带矫正术的适应证不必手术，只要父母认真矫正其说话就可以了。

3. 定期看牙防龋齿

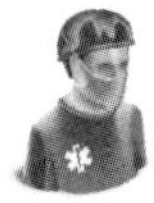

【专家解说】

龋齿俗称蛀牙，是因为牙釉质被酸性物质腐蚀而致，与饮食习惯和卫生习惯等有关。乳牙和恒牙都可能发生龋齿。有的父母认为“十人九龋”，不能认识是一种病；有的父母认为乳牙被龋坏了没关系，反正乳牙是要被恒牙所代替的。其实，“蛀牙”是一种病，叫龋齿，对孩子健康的危害很大。龋齿影响孩子的消化及吸收功能；龋齿继发细菌感染时，可引起牙髓炎、牙周炎、齿槽脓肿等；牙齿是紧密排列着的，龋齿可影响其左右牙齿的生长；乳牙被龋坏时会早期脱落，影响恒牙长出的位置，被龋坏的乳牙残根和周围组织粘连之后，也会影响恒牙的长出。另还与一些全身疾病如肾炎、风湿热等密切相关。

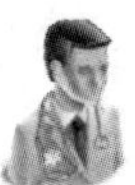

【专家告诉你】

预防龋齿应该从婴儿期开始，定期口腔健康检查，尽早预防龋齿。要求每隔半年给婴儿进行一次口腔健康检查，随时发现问题，及时处理，以利于婴幼儿的健康成长。3～4岁时，可去医院将上、下第1、2乳磨牙的面用窝沟封闭剂涂布，以达到防龋的目的。婴儿乳牙未萌出前家长就要开始帮助儿童进行口腔卫生护理了，最好在哺乳后和每天晚上，由母亲用手指缠上消毒纱布轻轻擦洗牙龈和腭部。并注意在进食后给少量温开水，用以清洁口腔。3～6岁儿童的预防项目主要是培养其建立口腔卫生习惯，掌握刷牙方法。可以选用软毛小头的尼龙牙刷，易于清洁牙齿和按摩牙龈。要保证儿童每天至少两次使用含氟牙膏正确地刷牙，每次要花2分钟时间，刷牙可应用少量含氟牙膏祛除牙菌斑。6岁左右，儿童的乳牙开始脱落，恒牙逐渐萌出，父母应继续帮助儿童维持早期建立的口腔卫生习惯，保护好新萌发的恒牙。此时可能会发生疼痛、牙龈水肿等症状，应该及时找医生检查处理。有些儿童的恒牙长出来时排列不整齐，这种牙齿应该及早去看口腔科的专门正畸医生，咨询牙齿矫正的相关问题。

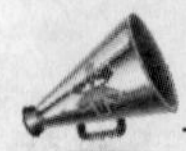

【温馨告知】

一般来说，口腔正畸治疗的最佳时机是 12 岁左右，某些骨性错颌畸形的儿童可能需要选择适当的年龄接受治疗。

二、耳鼻常见疾病

1. 防止气道和鼻腔异物

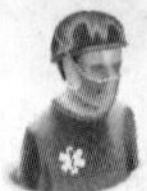

【专家解说】

孩子常因好奇而把小纸团、纽扣、瓜子、果核、塑料小玩具、豆类、花生等异物塞入鼻腔。异物被塞入鼻腔后，可出现鼻塞、疼痛，捏鼻时更加明显。如果继发感染，则可有鼻臭、流脓血性分泌物等症状。

异物进入气管后，人会立即本能地出现保护性的咳嗽反射，企图将异物咳出，于是出现剧烈地咳嗽。如果咳不出，异物卡在气管内随呼吸上下移动，则咽喉部可听到异物的撞击声及喘鸣声。如果异物停留在支气管内（一般以右侧为多），则除了咳嗽外，数小时后还会出现发热、气急等肺炎症状。

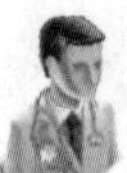

【专家告诉你】

鼻部被塞入异物后，如果孩子年龄较大，异物又较小，则可嘱其用手压紧没有异物一侧的鼻孔用力捏鼻，将异物挤出。也可用棉签或胡椒粉刺激鼻腔，使孩子打喷嚏，将异物喷出。如果上述方法无效，或孩子年龄太小、异物太大，则应送医院由专科医生将异物取出。

异物被吸入气管是一种极危险的事情。如果发现孩子将异物吸入气道，应当马上让孩子俯卧在自己的双膝上，将孩子头部位置放低（小婴儿可倒拎其双脚，使其头在下、脚在上），拍击其背部，以协助孩子把异物咳出。同时要急送医院，请五官科医生用气管镜及时将异物取出。注意运送时不宜颠簸，宜平抱，以避免向下的力量使异物更向下移造成取物困难或加重病情。

2. 自行用药谨防耳聋

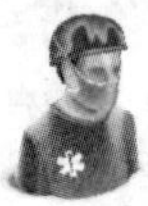

【专家解说】

药物本来是用于防病治病、健体强身的，但如果使用不当，药物可能会对人体造成极大的危害，其中最明显的就是药物性耳聋，导致不少人终身生活在寂静无声的世界里。

药物性耳聋被破坏的不是外耳和中耳的声音传导系统（不是传导性耳聋），而是感知声音最重要又最脆弱的部位——耳蜗毛细胞遭到药毒损害。毛细胞是听觉神经的末梢感受器，正常情况下毛细胞把声能转化成生物电冲动传给听觉神经输入大脑中枢，人才能听到外界的各种声音。耳毒性药物专门伤害毛细胞，让人感受不到外界的声音。这种耳聋属于感音神经性耳聋，这种药物性耳聋是不可逆的。目前我国每年新生聋儿2万～3万，其中50%是由遗传因素造成的。药物性耳聋是新生儿先天性耳聋及成人后天性耳聋的主要原因，药物性耳聋的病例在门诊中亦不少见。

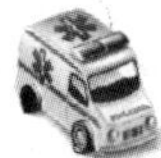

【疾病信号】

药物中毒性耳聋主要表现为听觉系统的慢性中毒，以耳聋、耳鸣为主。耳聋多在用药后1～2周出现，对于儿童来说，早期的症状不太容易识别，开始时不疼不痒，外耳道既不红肿也不流脓，孩子不哭不闹，反而变得安静，具有很大的隐蔽性，有时孩子都变哑了，家长还不知是耳聋引起的。儿童药物性耳聋常为双侧性、永久性损害。特别是幼儿，由于不会诉说或表达不准确，待家长发现时，语言发育已经受损害，不仅致聋而且致哑，贻误了治疗时机。

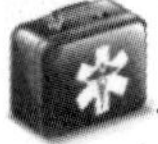

【治疗顾问】

目前，医学上发现的能引起耳聋的药物有60多种。主要有氨基糖甙类抗生素，如链霉素、庆大霉素；其次为非氨基糖甙类抗生素，如氯霉素、紫霉素、红霉素等。有些药有明显的家族易感性，用药量与中毒程度极不相称，少量用药即可导致不可逆的重度耳聋。另外，药物性耳聋还与用药总量、疗程长短有密切关系。静脉给药危害性较大，肌肉给药、皮肤表面给药和口服相对安全。两种或多种耳毒性药物联合应用时，发生损害的概率增高。临床观察发现，有些药物能从母亲的乳汁中分泌出来，损伤婴儿听神经，引起耳聋。还有的药物可通过胎盘进入胎儿体内，引起先天性耳聋。

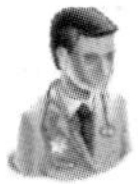

【专家告诉你】

预防药物性耳聋的办法有以下几种。

(1)母系亲属中有对某种药物致聋者，其后代均绝对禁用该类药物。

(2)儿童避免随便使用抗生素,必须用时剂量宜小,疗程宜短,尽量不要静脉给药,避免联合用药。

(3)注意观察用药后的反应,如出现头晕、口角麻木、耳鸣和耳聋症状时要及时停药。对小儿、体弱及肾功能减退者应慎用耳毒性药物。避免同时或先后应用多种有耳毒性作用的药物。孕妇应禁用耳毒性药物,这类药对胎儿有明显的毒害作用。

(4)用抗生素期间,同时服用神经营养药,如维生素 B、维生素 C、维生素 A 及硫酸软骨素等,促使感觉细胞利用多种营养物质进行新陈代谢,以起到保护内耳、预防药物中毒的作用。早期轻度中毒者,听力多可恢复。

(5)一旦发现药毒耳聋迹象,应及时就医治疗,可选择维生素、神经营养药和血管扩张剂等,必要时可加用激素,治疗可持续 2～3 个月。同时要进行积极的听力和语言训练,力争使轻、中度耳聋患儿的听力恢复或好转,将危害降至最低程度。如果已发展为重度,可在必要的药物治疗基础上,早期选配助听器,加强听力、语言的康复训练,以使患儿生活质量有所提高。

三、托儿所中的红眼病

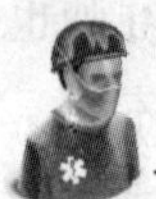

【专家解说】

红眼病,又称"急性结膜炎",它是由多种细菌或病毒所引起的结膜急性炎性反应,是夏季常见的急性传染性眼病。本病潜伏期短,传染性强,常在托儿所及其他公共场所造成流行。

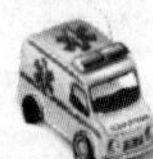

【疾病信号】

本病发病急,多为双侧性,眼部有异物感或烧灼感,或伴有轻度畏光、流泪、分泌物多,晨起时上下睑缘有分泌物粘着。本病结膜充血严重,可伴有球结膜下出血,严重时可发生角膜浸润或溃疡。本病属中医"暴发火眼"范畴,多为湿热邪毒侵袭,肝火上炎所为,当以清热解毒、凉血泄肝为治。在本病流行季节,不要到公共场所玩耍,也不要走亲串友,更不要到游泳池游泳。家庭中不要共享毛巾、脸盆,也不要用手抓揉眼睛,接触病人或触摸病人的东西后要及时洗手,并用流动的清水冲洗干净。不要搞集体性预防点眼药,也不要使用病人用过的眼药水,患眼也不要包扎,不要热敷,擦眼分泌物时不要用手巾,可用清洁卫生纸或餐巾纸。

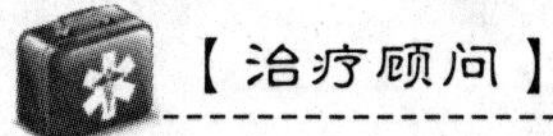

【治疗顾问】

得了红眼病后要积极治疗，一般要求要及时、彻底、坚持。一经发现，立即治疗，不要中断，症状完全消失后仍要继续治疗1周时间，以防复发。治疗可冲洗眼睛，在患眼分泌物较多时，宜用适当的冲洗剂，如生理盐水或2％硼酸水冲洗结膜囊，每日2～3次，并用消毒棉签擦净睑缘。也可对患眼点滴眼液或涂眼药膏，如为细菌性感染，可根据检查出的菌种选择最有效的抗生素滴眼液滴眼，根据病情轻重，每2～3小时或每小时点眼药1次。常用滴眼液有0.3％氯氟沙星滴眼液、0.25％氯霉素滴眼液等，晚上睡前可涂抗生素眼膏，如金霉素或托百士眼膏，每次点药前需将分泌物擦洗干净，以提高疗效。对混合病毒感染的结膜炎，除应用以上药物治疗外，还可用抗病毒滴眼液，每日2～3次，必要时还可应用干扰素等。有条件时可进行细菌培养，并做药敏试验，以选用适当抗生素。

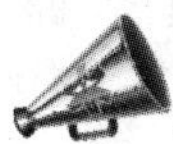

【温馨告知】

当炎症控制后，为预防复发，仍需点滴眼液1周左右。

后记

由于儿科医生职业的原因，我看到过不少因孩子不健康而悲痛欲绝的父母亲和不幸的家庭，所以，作为医生的我对健康人生的重要性可能理解更深。人生最宝贵的是生命和健康。健康与疾病是全社会都非常关注的问题，它关系到每一个人、每一个家庭的切身利益。孩子有了健康，才可能有其他（如聪明睿智、豁达开朗、意志坚强、品行优良等）。为人父母，我想大家一定和我一样，从孩子有生命征象的开始，就有层出不穷的期望，而且占据期望第一位的一定是健康。

卫生部和国家中医药管理局领导非常重视健康与疾病这一全社会都非常关注的课题，他们制定的不是重在有病去治，而是无病先防的预防为主的卫生工作方针。我们希望通过这本书发挥我们的专业特长，将儿科专业知识与自己多年的儿科临床和教学经验相结合，本着科学性、实用性、通俗性的原则，为家长朋友解谜、解忧，回答我在日常工作中经常遇到的、代表了大多数父母关心的、父母们询问最多的带普遍性的问题。写作本书时，我们力求全面而简洁、科学而实用，给家长朋友实实在在的帮助。因此，本书重点主要放在如何识别小儿常见疾病征象，如何认识、预防常见疾病，预见性的为孩子的健康提一些指导性意见，做一些力所能及的事情。这是一本写给孩子父母看的书，我希望这本书能成为你我之间的桥梁，成为孩子健康成长的经典良方。我们要科学地对待、抚育自己的孩子，让孩子少生病、不生病，不再因孩子的疾病而痛苦，让我们的孩子越来越健康。

同时，医学是一门科学性很强、极需严谨的学科，故当家长遇到孩子健康方面有拿捏不准、没把握解决的问题的时候，一定要及时到医院就诊。

陈晓于南昌大学一附院